IL METODO MONTESSORI

0-3 anni

200+ Attività Pratiche e Facili da Fare a Casa + Tecniche Avanzate di Comunicazione.
Il Percorso Completo per Guidare il tuo Bambino verso la Libertà di Espressione

Maria Luisa Bocconi

© **Copyright 2020 - Tutti i diritti riservati.**

Nessuna parte di questo libro può essere riprodotta o utilizzata senza l'autorizzazione scritta diretta dell'autore, fatta eccezione dell'uso delle citazioni in una recensione del libro. Si noti che le informazioni contenute in questo documento sono solo a scopo educativo e di intrattenimento. È stato compiuto ogni sforzo per presentare informazioni accurate, aggiornate, affidabili e complete. Nessuna garanzia di alcun tipo viene dichiarata o implicita. Il contenuto di questo libro è stato derivato da varie fonti. Leggendo questo documento, il lettore conviene che l'autore non è in alcun caso responsabile di eventuali azioni dirette o indirette, derivanti dall'uso delle informazioni contenute nel presente libro. Ogni nome non di creazione dell'autore, in esso eventualmente citati, è di pubblico dominio e laddove esistano dei diritti di copyright essi sono di proprietà dei relativi creatori. Dove è stato possibile, l'autore ha inteso citarne esplicitamente le fonti.

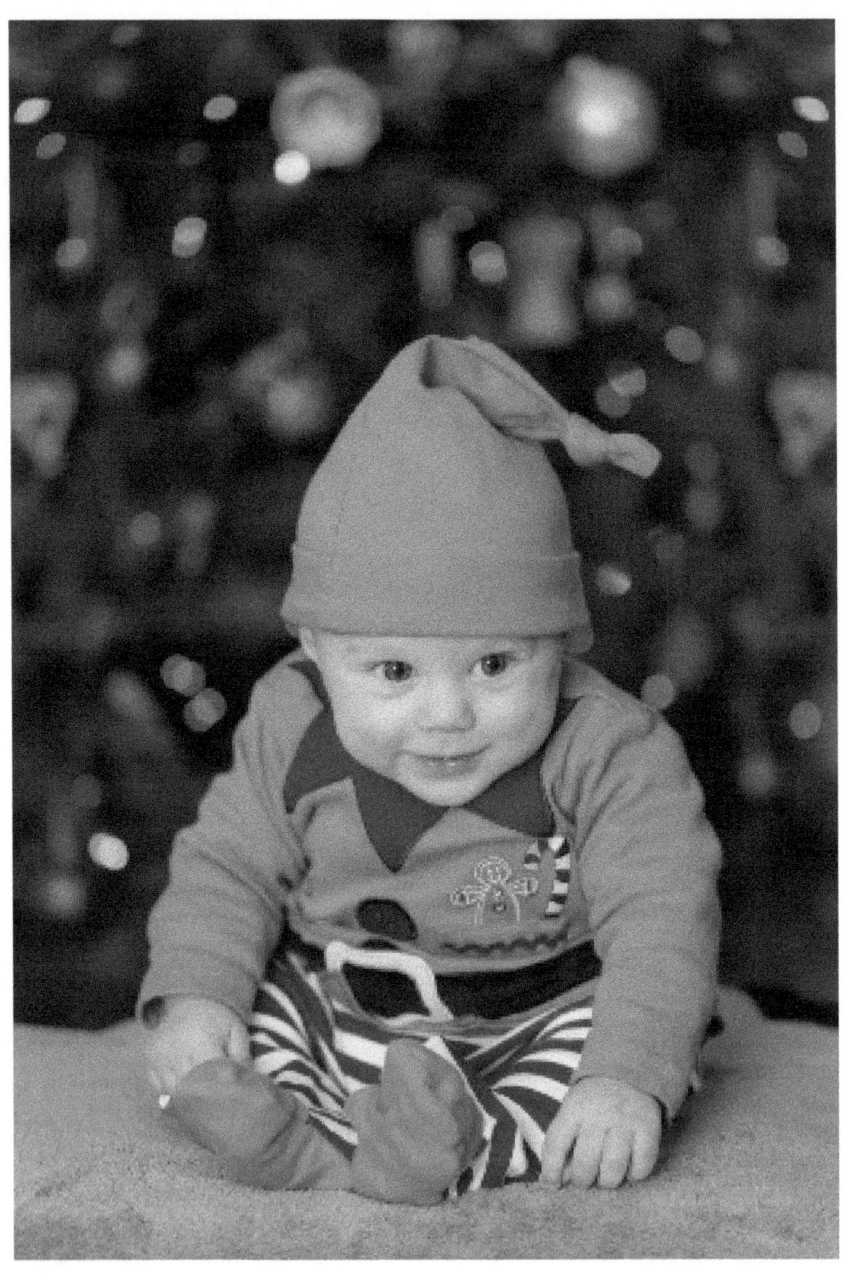

Indice

Prefazione	6
Introduzione	8
Maria Montessori: una donna rivoluzionaria	12
La storia	12
La nascita della Casa dei bambini	14
Diffusione e notorietà del metodo	14
In cosa consiste il metodo Montessori	16
Vantaggi e svantaggi della scuola Montessoriana	16
Lo sviluppo del bambino da 0 a 3 anni	20
I 4 livelli di sviluppo	22
Durante la gravidanza	23
La nascita	24
Periodo 0-6 mesi	25
Periodo 7-13 mesi	28
Periodo 13-18 mesi	31
Periodo 18-24 mesi	31
Periodo 24-36 mesi	32
Come funziona la mente ricettiva del bambino	33
I periodi sensitivi nella crescita	37
L'ordine	39
Il movimento	40
Il linguaggio	40
Perfezionamento della funzione percettiva	43
I piccoli oggetti	43
La vita sociale	43
Le tendenze e gli istinti innati	44
I bisogni del bambino nei suoi primi 3 anni di vita	45
La concentrazione	46
Imparare limiti e libertà	47
Presa di coscienza e indipendenza	50
L'ambiente in cui vive	52
Struttura e guida	52
La disciplina	53
Alimentazione ed esercizio fisico	53
La connessione con gli altri	54

I principi fondamentali dell'approccio Montessori	55
Il ruolo degli adulti	56
Le 3 fasi della relazione	61
Come creare una relazione di qualità col bambino	66
Come preparare un ambiente adatto al bambino	71
La cameretta	75
La cucina	77
Il bagno	81
Il resto della casa	82
Qualità del sonno	86
L'alimentazione lo svezzamento nella prima infanzia	87
Come addestrare il tuo bambino al vasino in soli 3 giorni	91
I più grandi ostacoli: quali sono e come rimuoverli	96
La natura	100
200+ attività stimolanti e facili da fare a casa	102
Il "Cestino dei Tesori" per lo sviluppo dei 5 sensi	102
Come stimolare la vista	103
Come stimolare l'udito	106
Come stimolare il tatto	107
Come stimolare gusto e olfatto	109
Costruzione del movimento: motricità fine e globale	110
Costruzione del linguaggio	115
Il raggiungimento dell'autonomia	116
Rubrica "Genitore efficace"	120
Integrare con la Programmazione Neuro Linguistica (PNL)	120
L'interconnessione tramite l'ascolto attivo	123
Educare al rispetto	124
Educare alle regole	125
Le frasi da non dire mai al tuo bambino	126
Come gestire conflitti e capricci	129
La coppia "anti-crisi": gestione pratica del tempo	130
Capire i comportamenti tipici dei bambini	131
Testimonianze di successo	136
Conclusione	140
BONUS	142

Prefazione

Caro genitore, se questo libro ha catturato la tua attenzione significa che hai una mente aperta, e tanta voglia di imparare i segreti nascosti dietro la comunicazione, i gesti ed il linguaggio dei bambini. L'obiettivo principale di questa lettura è che tu possa sentirti pronto ad affrontare ad accompagnare tuo figlio nel fantastico percorso di vita, nel miglior modo possibile. Il genitore ha un ruolo molto delicato in questo: non deve essere spettatore e neanche pilota. Piuttosto mi sento di definire il genitore un pilastro di vita per suo figlio, un punto di riferimento che lo accompagna durante il percorso con velata protezione, affinché suo figlio possa sentirsi libero di esprimere sé stesso.

Voglio raccontarti come nasce la mia passione per l'universo infantile, ed perchè lavorare con loro ha portato inestimabile valore nella mia vita. In qualità di assistente scolastica per l'infanzia, ho avuto l'onore di vivere molte esperienze con bambini di diverse età. Vivere con loro ha schiuso i miei occhi; osservare i loro comportamenti, mi ha permesso di guardare la vita e le sue sfumature attraverso gli occhi innocenti di un bambino.

Molte volte mi viene chiesto da amici, familiari e genitori, perché ho scelto di dedicare la mia vita al benessere e allo sviluppo psico-fisico dei piccoli. Quando mi viene posta questa domanda, penso: "per quale ragione non dovrebbe piacermi lavorare con loro?" Ci sono migliaia di motivi per cui penso che aiutare i bambini, sia la miglior professione al mondo, ma mi concentrerò sulle motivazioni principali. Innanzitutto lavorare con i bambini è divertente e mi fa stare bene! Amo il fatto, che nessun giorno passato con loro sia uguale al precedente. Il bambino in crescita, è in completa evoluzione da un punto di vista psichico, fisico ed emotivo, ed il suo sviluppo è paragonabile alla metamorfosi che il bruco compie per diventare farfalla. Il ruolo fondamentale di noi adulti, è quello di permettere al nostro amato cucciolo, di sviluppare la sua essenza, la sua personalità ed i suoi punti di forza.

Il secondo motivo è che stare in contatto con i bambini, mi permette di imparare e mi rende una donna migliore. Lavorare con i bambini riesce a rendermi più consapevole, poiché loro sono per natura molto curiosi. Con tutte le domande che mi pongono, mi trovo sempre alla ricerca di risposte sui libri e su internet. Inoltre ammiro la loro estrema forza di volontà. Stimo i fanciulli in ogni dettaglio del loro essere. Sono fonte inesauribile di energia, onestà, creatività, flessibilità e resilienza.

Inoltre, i bambini mi rendono una persona più sana: sono fermamente convinta di dar loro il buon esempio. Pertanto seguo uno stile di vita sano ed equilibrato, mangiando cibi sani e mantenendomi attiva (il che mi è molto utile per stare al passo con loro).

Aiutare i bambini è il lavoro più gratificante che mi viene in mente!
Quando torno a casa in bicicletta, dopo una lunga giornata di lavoro, mi rasserena pensare ai piccoli con cui ho interagito durante il giorno. Penso ai progressi che fanno regolarmente e spero che, anche grazie al mio sostegno, possano crescere forti, liberi e felici. Sapere che posso, anche in minima parte, contribuire ad aiutarli nel raggiungimento del loro pieno potenziale, è il motore che muove le mie giornate.

Spero che questa libro ti doni gli strumenti necessari ad interpretare il fantastico mondo dei bambini attraverso una nuova chiave di lettura: quella ispirata dal metodo dell'educatrice Maria Montessori. Osservare i figli compiere il loro naturale sviluppo, ci rende genitori amorevoli ed empatici, trasformando il percorso di vita al fianco dei nostri cuccioli, in una splendida avventura!

Buona lettura, Maria Luisa Bocconi

Introduzione

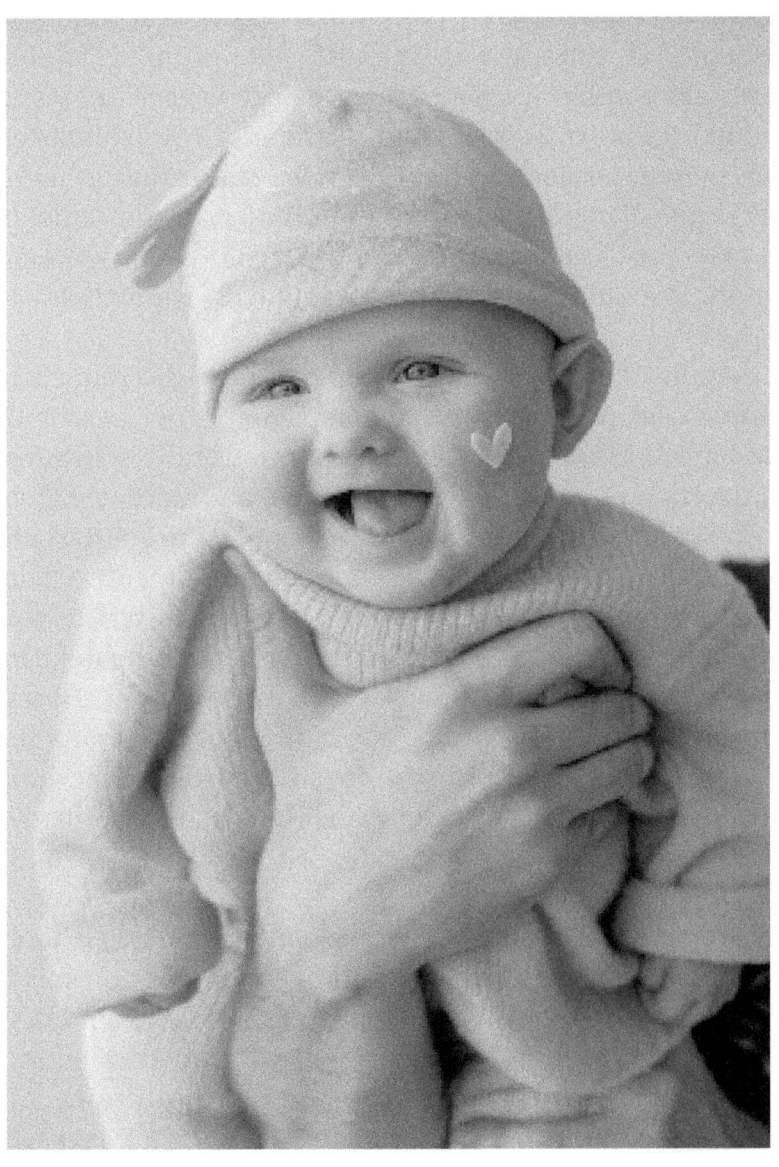

I primi mesi di vita del bambino incidono sulla costruzione della persona, creando i tratti del carattere, che lo accompagneranno nel corso di tutta la vita. Duranti i suoi primi tre anni di vita, il fanciullo non ha ricordo cosciente delle esperienze vissute, ma i momenti che trascorre sono destinati a restare impressi nella sua mente, lasciando un segno nella sua memoria inconscia. Il nascituro necessita di cure e di premure, in questa delicata fase di crescita. Tutto quello di cui il pargolo ha bisogno, è ascolto, amore incondizionato, e la costruzione di rapporti sani.

Il compito del genitore, è di impartire al figlio l'educazione e la formazione necessaria ad accompagnarlo nel percorso di vita. Un aiuto indispensabile, che gli permetterà di sopravvivere alle difficoltà che incontrerà, adattandosi ai numerosi cambiamenti e crescendo in armonia. Educare significa prodigarsi affinché il bambino possa compiere lo sviluppo naturalmente. L'aiuto che il genitore offre deve essere ben gestito; un intervento inutile può diventare un ostacolo allo sviluppo e all'equilibrio del bambino.
Questione di equilibri: essere presenti, senza porre ostacoli alla crescita del piccolo. Grazie all'eredità montessoriana trasmessa fino ai giorni nostri, riusciamo ad usufruire delle linee guida necessarie a supportare validamente il bambino, attraverso un percorso di libertà.

Il carattere del bimbo si costruisce in funzione delle circostanze che la vita gli offre dai 0 ai 3 anni. Se in questa fase il bambino sviluppa aspetti negativi del carattere, fino ai 6 anni di vita, può ancora correggerli. Montessori vuole trasmettere un messaggio importante: il rispetto e la sua libertà di espressione. Mettendo troppa pressione al piccolo, infatti si ostacola il suo sviluppo. Il

genitore, preoccupandosi troppo di essere obbedito, rischia di soffocare la libera espressione e gli atteggiamenti del figlio.
Montessori pensava che opprimere il nascituro creasse conflitti inconsci nel rapporto con il genitore. L'adattamento del bambino è necessario sì, ma non deve essere brusco poiché il cucciolo ha bisogno di ambientarsi al contesto lentamente e con serenità.

La pressione genera un conflitto: da cui l'adulto esce vittorioso e stanco, mentre il bambino frustrato e incompreso. Il genitore in questo modo, perde l'occasione di contribuire con un approccio positivo allo sviluppo del bambino, vivendo in pace con lui. Il bambino sviluppa un senso di inferiorità e bassa stima di sé. A meno che la reazione del bambino sia differente, e colga questa situazione come una possibilità di sfida per migliorarsi, crescerà inquieto, angosciato e frustato. Secondo Montessori, inserire un bambino in un contesto che ne favorisce lo sviluppo, significa costruire una persona migliore, che gode di una buona salute, indipendente, creativo, che crede nelle sue potenzialità.

Ogni bambino è una nuova speranza per l'umanità. Per questo è necessario tutelare l'infanzia ed il suo sviluppo in tutte le sue forme positive. Educare i bambini è il percorso più efficace per raggiungere la serenità. Da qui nasce l'importanza della nostra missione di educatori. Possiamo riassumere il ruolo di genitore/educatore in 3 punti salienti: scoprire, rispettare, osservare.

Essere attenti alla relazione con il figlio, significa assecondare i suoi istinti, educandolo all'essere indipendente, permettendogli di ascoltare sé stesso, senza mai soffocare le sue espressioni.
L'obiettivo è cooperare con lui piuttosto che imporre regole che non gli lasciano spazio di esprimersi. Il genitore, lo sappiamo,

non è perfetto, ma può fare del suo meglio per imparare l'arte di ascoltare e accogliere le esigenze del piccolo.
Scopriremo che l'osservazione dello sviluppo naturale del nostro cucciolo ci guiderà durante il percorso di vita, migliorandoci.
Come fare per riuscirci? Il segreto è in un approccio semplice ed umile, che dona ricchezza all'essere interiore.

"Quando si parla del bambino gli animi si raddolciscono; l'umanità intera condivide l'emozione profonda che viene dal bambino."
Maria Montessori

Maria Montessori: una donna rivoluzionaria

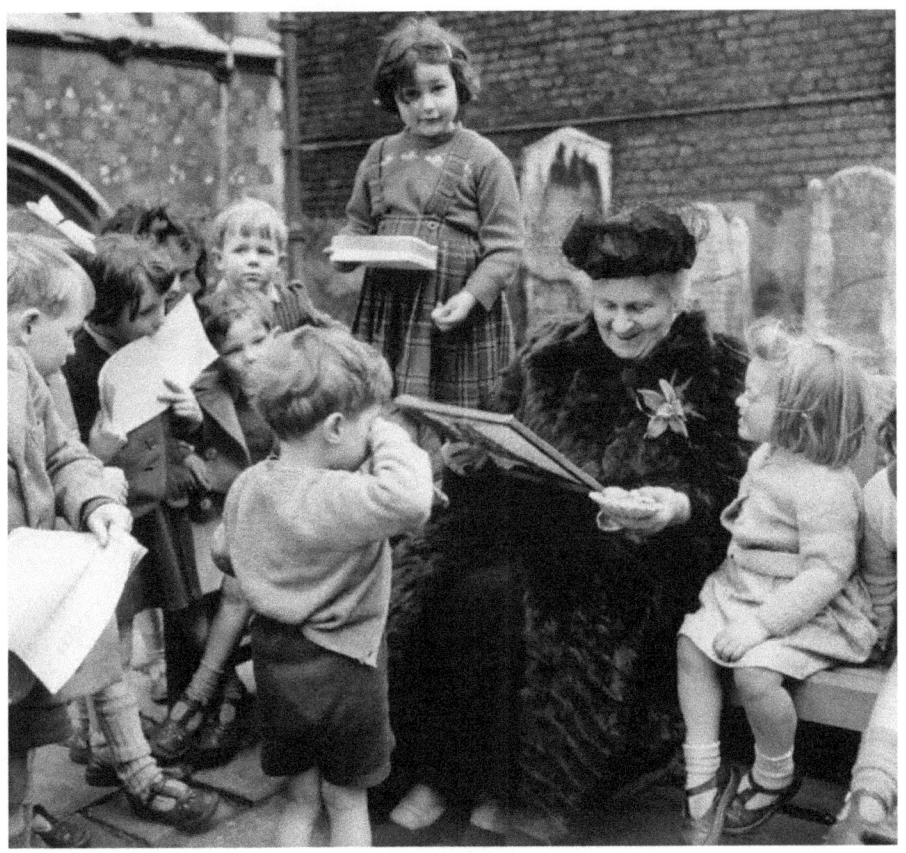

La storia

Maria Montessori, pedagogista e scienziata, nasce il 30 Agosto del 1870 a Chiaravalle, in provincia di Ancona. Si trasferisce con i genitori a Roma quando ha 15 anni. I genitori, vogliono garantire alla loro unica figlia un'istruzione di livello. Maria manifesta fin dai primi anni di scuola, una passione verso le materie tecniche e scientifiche.

Suo padre, un austero conservatore, avrebbe voluto vederla nel ruolo di insegnante, ma Maria non si lascia ostacolare. Si iscrive alla facoltà di medicina, riservata all'epoca quasi esclusivamente agli uomini. Dà prova di grinta, audacie e coraggio; affrontando lotte, ottiene autorizzazioni speciali nonostante la giovane età. Di giorno si dedica agli studi, di sera esegue interventi chirurgici in completa autonomia - si riteneva indecente che una donna eseguisse tali pratiche di fronte a studenti di sesso maschile. Maria Montessori è una delle prime donne italiane a laurearsi in medicina nel 1897.

Dopo la laurea si dedica alla ricerca in laboratorio, partecipa a convegni pedagogici e riceve riconoscimenti e premi. Viaggia tra Francia, Regno Unito e Italia, proseguendo gli studi di biologia, psicologia, filosofia. Approccia a Roma, con bambini minorati a livello psichico. Maria considera i bambini minorati, bisognosi di amore e di aiuto. Spinta a difendere la loro dignità, collabora con lo psicologo Giuseppe Montesano, con il quale intraprende una relazione professionale e sentimentale. Dalla loro storia nascerà il figlio Mario.

Montessori vuole rafforzare le fragilità dei piccoli con handicap mentali, permettendo loro di esprimersi in libertà. I suoi studi si basano sulle esperienze di 2 medici francesi del diciottesimo secolo: Jean Itard e Édouard Seguin. Ispirata ai lavori dei due medici, Maria propone ai minori con disabilità, attività da fare insieme. Ottiene risultati notevoli; i piccoli progrediscono a vista d'occhio, riscuotendo successi soprattutto in ambito scolastico. Nel 1904 conquista la libera docenza in Antropologia - branca che la vedrà impegnarsi nella gestione educativa dell'infanzia.

La nascita della Casa dei bambini

Negli anni seguenti, Maria si dedica alla creazione di un centro per ospitare bambini non minorati mentali. Nel 1907 nasce a Roma, la prima Casa dei Bambini, fondata da lei nel quartiere di San Lorenzo. Ordina la costruzione di mobili proporzionati ai bambini, una vera rivoluzione ai tempi! Offre ai bimbi materiale pedagogico funzionale, collaudato in precedenza con i bambini minorati. Maria osserva l'evoluzione spontanea dei bambini che si muovono dentro un ambiente interamente dedicato a loro.

La pedagogista è sorpresa dalla capacità di concentrarsi e dalla loro abilità di autodisciplinarsi dei bambini, che sono in grado di scegliere le attività che più gli piacciono autonomamente. Maria si limita ad osservare pacatamente e gioiosamente il modo in cui evolve il bimbo nella sua forma più pura.

Diffusione e notorietà del metodo

I bambini seguiti da Maria, compiono progressi straordinari, e questo attira l'attenzione di numerosi giornalisti provenienti da paesi di tutto il mondo per visitare la sua scuola. Maria si dedica a scrivere libri di pedagogia: ormai il suo metodo ha raggiunto fama mondiale. Per via delle insistenti richieste, Maria trasmette il suo metodo con un corso di formazione per gli educatori di bambini piccoli da 3 a 6 anni, e per i più grandi da 6 a 12 anni. La sua formazione, basata su cardini fondanti, si diffonde a livello internazionale. Maria vuole trasmettere agli adulti un approccio basato sull'umiltà e sull'osservazione del bambino che si sviluppa spontaneamente nel suo spazio (attraverso l'*autoeducazione*).

Le scuole fondate sul metodo montessoriano, si moltiplicano a livello globale, grazie alla formazione che Maria impartisce agli educatori. Il loro sviluppo viene interrotto a causa dello scoppio della guerra nel 1914. Maria Montessori si trasferisce negli Stati Uniti. Torna in Italia, al termine della guerra, con l'obiettivo di fondare scuole ispirate al suo metodo. Fonda la sua associazione AMI (Association Montessori International), per assicurarsi che la diffusione del suo metodo resti fedele ai suoi principi.

Con l'ascesa del fascismo, lascia nuovamente l'Italia, poiché non accetta il clima dittatoriale instaurato e si trasferisce in Spagna. Mussolini, offeso, ordina la chiusura delle scuole montessoriane. Successivamente, si stabilisce nei Paesi Bassi, non potendo più convivere con la dittatura portata da Franco in Spagna. Con la Seconda Guerra Mondiale si stabilisce in India; fonda numerose scuole e stringe amicizia con Mahatma Gandhi. Maria sviluppa un forte interesse per la vita che germoglia all'interno dell'utero e per i neonati. Dopo la fine della guerra torna in Italia, riapre le sue scuole su richiesta del nuovo governo. Tra il 1949 e il 1951 è candidata al Premio Nobel e viene acclamata all'Unesco. Maria si stabilisce in Olanda accanto al figlio, che crea la sua famiglia.

In questo periodo, Maria avrà modo di dedicare le sue cure ai nipoti. Collaborando con le storiche assistenti, crea uno spazio interamente dedicato al bambino nello sviluppo dei primi mesi di vita che chiama *"nido"* - fino a diciotto mesi di vita. Nasce uno spazio per i piccoli dai 18 mesi ai 3 anni, denominato *"comunità infantile"*. Maria fonda con l'assistente Adele Costa Gnocchi una scuola specifica per gli assistenti d'infanzia.

Maria Montessori si spegne il 6 maggio 1952, nei Paesi Bassi a Noordwijk ad ottantadue anni. Il figlio, Mario Montessori, segue il progetto fino al 1985, come presidente dell'associazione AMI.

In cosa consiste il metodo Montessori

Il rivoluzionario metodo montessoriano è un sistema educativo basato sull'indipendenza e sullo spontaneo sviluppo del piccolo, promuovendo *l'auto-costruzione*. Il suo è definito un approccio innovativo, in quanto infrange i preesistenti schemi del severo sistema educativo pedagogico. Maria osserva i piccoli, muoversi all'interno di un ambiente ideato per loro; costruito a misura di bambino. Il loro sviluppo naturale è ottimale a livello cognitivo, sensoriale e motorio. Esistono ad oggi più di trentamila scuole Montessori in tutto il mondo. Le moderne ricerche scientifiche hanno dato conferma delle importanti scoperte montessoriane, in ambito della pedagogia e delle neuroscienze.

Vantaggi e svantaggi della scuola Montessoriana

Come ogni sistema formativo, anche Montessori può presentare caratteristiche vantaggiose o meno. Questa lettura vuole fornire al genitore gli strumenti necessari a comprendere, discernere ed analizzare, per essere guidato nella scelta libera ed adeguata alle proprie esigenze.

❖ Costi legati alla formazione

Uno dei principali svantaggi legati all'educazione montessoriana, è il costo elevato delle sue scuole. Sono strutture che non hanno modo di ammortizzare i costi e di tenerli bassi. L'uso di specifici materiali didattici di qualità e la formazione dei suoi insegnanti fa sì che i costi si alzino, tanto da non essere alla portata di tutti. I sistemi di formazione Montessori hanno costi molto più elevati rispetto a quelli tradizionali. Prezzo che molti genitori pagano a vantaggio dell'alto livello educativo impartito.

❖ L'indipendenza in gruppo

L'educazione montessoriana è in grado di impartire un senso di libertà molto forte nell'individuo, facendolo sentire adeguato. La mentalità ha un valore inestimabile ed è preziosa per molti versi. D'altro canto l'indipendenza che i giovani sviluppano, può creare loro difficoltà nello svolgere lavori di gruppo e nel collaborare ai progetti collettivi.

❖ Una ristretta comunità di studenti

Gli studenti che vivono il contesto montessoriano si trovano ad essere abitanti di una piccola comunità di coetanei simili a loro. Questo può dar vita a fantastiche e sincere amicizie all'interno dello stesso ambito, ma può creare difficoltà di ambientarsi nel mondo esterno. Il sistema Montessori è uno stile di vita e non è solo un metodo di educazione. Prima di optare per l'educazione

Montessori, bisogna essere sicuri di accettare completamente i suoi principi, abbracciando totalmente quello che la formazione comporta. Decidere per questo sistema richiede riflessione e impegno da parte dei genitori, ma porterà enormi vantaggi sia per gli adulti che per i figli. Dopo aver ponderato i vantaggi e gli svantaggi, assicuratevi di prestare attenzione durante la ricerca dell'istituto: è una scelta che condizionerà tutta la vita di vostro figlio.

L'educazione Montessori ha come punto a favore un ambiente di apprendimento unico per i bambini che imparano, divertendosi in un ambiente variegato. Il metodo Montessori, vede i bambini più piccoli impegnarsi e collaborare con i più grandi.
Questo scambio ha portato molti vantaggi a bambini e i ragazzi, i quali lavorando insieme sviluppano abilità sociali, di leadership, comunicative ed emotive, lavorando in sintonia ed armonia.

- ❖ Ogni bambino è considerato unico

L'educazione Montessori riconosce che i bambini si sviluppano con tempi e modi diversi, per questo adatta la sua formazione in base al loro andamento. Ragazzi e bambini vengono guidati dagli insegnanti nel personale percorso di apprendimento.

- ❖ Aule multietniche con struttura familiare

I piccoli studenti montessoriani vengono accolti e sostenuti per infondere loro serenità e fiducia, e per prepararli alle sfide che li aspettano. Ogni mentore, è eccellente e formato ad hoc: il suo compito è di trasmettere il rispetto, l'amorevole gentilezza e la risoluzione pacifica dei conflitti.

- ❖ I bambini diventano ricercatori attivi della conoscenza.

Il modello Montessori fornisce ambienti adeguati agli studenti, che hanno la libertà e gli strumenti per cercare di esprimere sé stessi nel pieno delle facoltà. L'individuo soddisfatto, si mostra curioso e ricettivo all'apprendimento. L'autocorrezione è parte integrante dell'approccio Montessori nella formazione a scuola. Maturando, gli studenti imparano la valutazione e la correzione del proprio lavoro, diventando sempre più abili ed umili.

- ❖ Montessori migliora le abilità sociali ed emotive

Le ricerche contemporanee sostengono l'efficacia del sistema di formazione Montessori. I bambini che frequentano tali istituti, si mostrano più completi su un piano sociale ed emotivo, rispetto ai piccoli cresciuti in ambienti tradizionali.

"Il più grande segno di successo per un insegnante... è poter dire: i bambini stanno lavorando come se io non esistessi."
Maria Montessori

Lo sviluppo del bambino da 0 a 3 anni

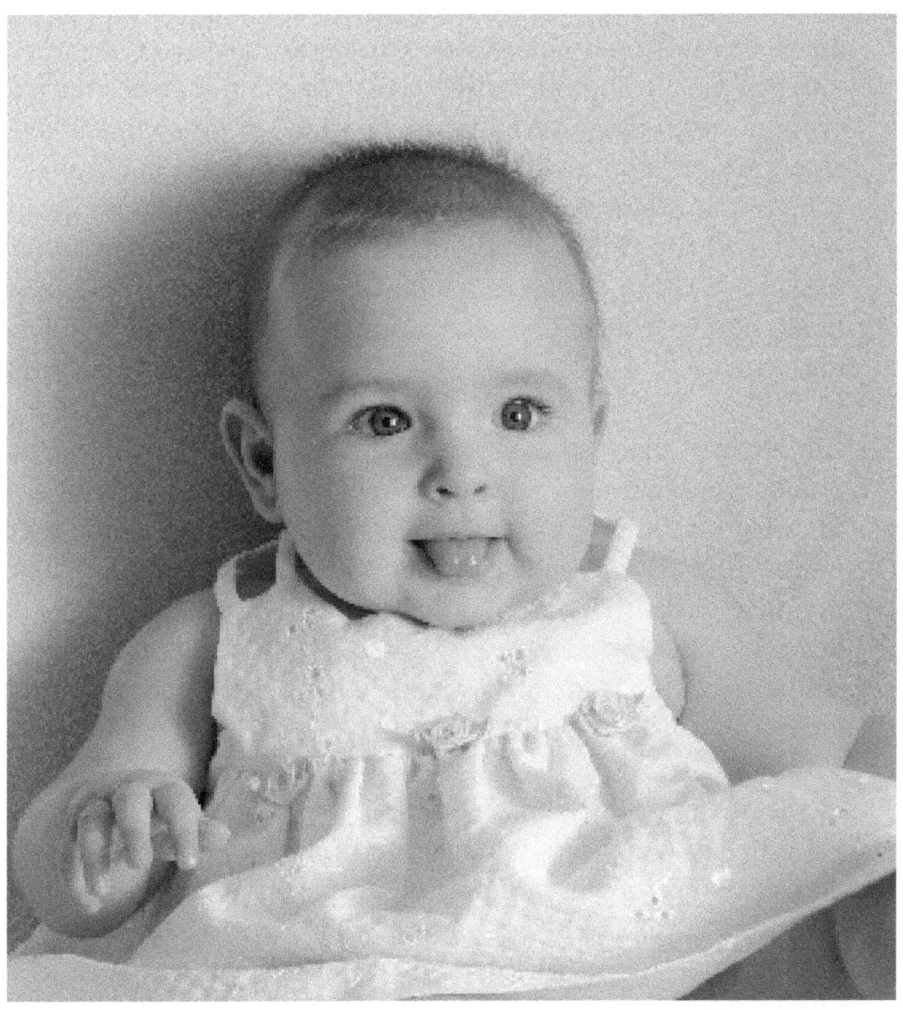

Il bambino non ha una crescita lineare. Maria ha distinto quattro fasi che ne caratterizzano lo sviluppo. I suoi periodi di crescita si suddividono in: prima infanzia (da 0 a 6 anni); seconda infanzia (da 6 a 12 anni); adolescenza (da 12 a 18 anni); maturità (da 18 a 24 anni). La Montessori ha posto l'attenzione sull'osservazione della vita psichica del bambino, allo stesso livello rispetto la cura dello sviluppo fisico. Maria Montessori sposta l'attenzione anche sulle ripercussioni che ha il bimbo, quando si approccia all'ambiente. Il bambino, durante i primi 9 mesi di gestazione, vive protetto all'interno del caldo grembo materno, in simbiosi con la madre. Passare di colpo all'esterno, significa per lui subire uno shock al quale non è pronto: un cambiamento d'ambiente notevole per il nascituro.

L'infanzia è una fase di vita del bambino di estrema importanza, poiché condiziona la vita dell'adulto che sarà. Ogni percezione durante l'infanzia è più forte, intensa. Nel caldo grembo materno le percezione risultavano attutite. Il bambino passa da una fase di passività ad una di attività, in cui è lui il protagonista delle sue azioni. Ciò nonostante, il pargolo resta in legame simbiotico con la madre; legame che resterà tale per tutta la vita.

In questo periodo il bambino, seppur indifeso e vulnerabile, ha già il delicato compito di costruire la sua personalità. Con i sensi apprende ed interagisce con gli altri sviluppando l'intelligenza. Coordina il movimento, organizza il linguaggio e le sensazioni; al contempo sviluppa la socialità. Per questo è essenziale nutrire la mente *"assorbente"* del fanciullo, nell'infanzia. L'emisfero sinistro del cervello si occupa di coordinare il linguaggio, i movimenti, la logica e l'analisi. L'emisfero destro, coordina i gesti, i movimenti, le espressioni del viso, l'intuizione, le immagini e l'arte.

Durante la prima infanzia (da 0 a 3 anni), il genitore fatica ad adattarsi ai ritmi del nascituro. L'adulto comunica al bambino attraverso il proprio linguaggio, tuttavia non è sicuro di essere compreso, a causa di un'incongruenza nel codice comunicativo. La madre è guidata da un primordiale istinto: grazie a questo intuito può comprendere i bisogni del suo piccolo. Se la madre riesce ad avvolgere velatamente il bambino, proteggendolo dalle insidie, lo accompagna con naturalezza nel processo di crescita. La qualità del rapporto genitore figlio, migliora quando l'adulto riesce ad interpretare le esigenze del piccolo, rispettando il suo andamento e la sua crescita.

I 4 livelli di sviluppo

Maria Montessori, distingue lo sviluppo infantile in quattro fasi o periodi con relativi sviluppi psicomotori. La pedagogista spiega che per ognuna di queste fasi, esiste un modello educativo per potenziare le capacità del fanciullo, a seconda dello stadio in cui si trova.

La prima fase, denominata infanzia, va dalla nascita ai 6 anni di vita. È una fase dedicata alla creazione di sé. Il bambino riesce, grazie alle sue innate capacità, ad apprendere e creare il codice del linguaggio. L'infanzia viene suddivisa a sua volta in due fasi; la prima, che va da 0 ai 3 anni e la seconda, che va dai 3 ai 6 anni. L'ultimo periodo infantile è indicato da Maria Montessori come il *"perfezionamento dell'auto-costruzione"*.

Il secondo periodo è compreso tra i 6 e 12 anni. In questa fase, il fanciullo distingue e comprende i suoi valori morali e sviluppa una propensione per la cultura. In questi anni, l'essere umano ha bisogno di uscire dall'ambiente infantile per allargare il campo alla socialità.

Il terzo periodo è quello dell'adolescenza, che va dai 12 ai 18 anni. In questa fase il ragazzo crea il suo essere adulto, per questo ha più contatti con il mondo esterno. Sviluppa la propria socialità uscendo dal contesto domestico familiare.

Il quarto periodo è quello in cui l'adolescente diventa adulto. Si attua nella fascia dai 18 ai 24 anni ed è definito: la maturità. Ora l'adulto si è sviluppato a livello psico-fisico, cerca l'indipendenza economica, esce alla scoperta del mondo.

Durante la gravidanza

Il momento in cui l'essere umano inizia il suo percorso di vita non è la nascita, ma il suo concepimento. Durante questa fase, il feto sviluppa i sensi all'interno della vita uterina. Dal 4° mese di gestazione, il bambino è sensibile alle attenzione a lui dedicate, ed percepisce le emozioni vissute dalla madre. Il rapporto con lei è simbiotico, costante e profondo. In questa delicata fase, il bambino interagisce ed instaura il primo contatto con lo spazio che lo circonda. Più la madre è presente e disponibile al figlio, più si consoliderà il loro legame. Il bambino all'interno dell'utero, comunica con il tatto. Con l'azione del *"toccare"*, si prepara alla socialità, ad essere disponibile ed aperto con il mondo, sviluppa curiosità, fiducia e sicurezza in sé stesso.

La nascita

La Montessori suggeriva un'attenta preparazione per accogliere il bambino alla nascita, durante i primi attimi di vita. Infatti, non si riferiva solamente a cure mediche specifiche ma soprattutto a quelle spirituali. Maria spiegava come la nascita rappresentasse per il pargolo la prima esperienza di vita, un passaggio dal ruolo fondamentale nel suo sviluppo.

Il parto rappresenta per il nascituro un drastico cambiamento. Il cucciolo viene sbalzato fuori dall'ambiente in cui è abituato, e il suo scenario cambia d'un tratto. Il ruolo del genitore è quello di assicurare al bimbo tutte le attenzioni necessarie a permettergli lo sviluppo. Quando il genitore si concentra sulle sue esigenze primordiali, infonde al cucciolo serenità.

Alla nascita il bimbo è molto suscettibile all'accoglienza ricevuta. Adagiarlo sul cuore materno, è importante per farlo sentire al sicuro, attraverso il calore ed il contatto. Il neonato desidererà succhiare il seno materno d'istinto. Si consiglia in questa fase di riprodurre un ambiente confortevole, soft, lontano dai rumori. Grazie a queste attenzioni, il bambino ritrova la positività dopo lo shock subìto al momento del parto; acquista fiducia e si sente adeguato al nuovo modo di vivere.

La relazione che la madre instaura con il figlio alla nascita non è scontata. Bisogna che l'adulto costruisca un nuovo rapporto, alla nascita del figlio. Il bambino necessita di ritrovare i suoi punti di riferimento attraverso il calore ed il contatto con la mamma.

Periodo 0-6 mesi

Il bambino vive le prime sei settimane di vita, in simbiosi con i genitori, in particolar modo con la madre. Comunica attraverso il pianto e si nutre di poppate. Sopravvive soprattutto grazie alle cure, all'amore e al latte con cui viene nutrito. Grazie a queste certezze, sviluppa un senso di serenità e si adatta all'ambiente. Il padre rappresenta una barriera che lo protegge da un eccessivo prolungamento simbiotico con la madre.

Dal punto di vista motorio, il neonato non è ancora molto attivo, ma è curioso: vuole afferrare le cose che gli vengono mostrate allungando la mano. Piange per esprimere le sue necessità. Con l'udito, riconosce il suono della voce dei familiari, in particolar modo quella della madre. Gusto e olfatto sono ben sviluppati. Il tatto è particolarmente importante in questa fase. La sua pelle è sensibile alle carezze, ed il massaggio lo tranquillizza. La vista, è il senso meno sviluppato alla nascita: il piccolo distingue la luce e l'oscurità ma la sua visione è ancora offuscata. A tre settimane di vita riesce a seguire un oggetto con lo sguardo, ma il campo visivo è ristretto. Attraverso l'osservazione sviluppa la vista, ed è particolarmente attratto dal viso umano.

Il bambino sviluppa la psiche attraverso le esperienze sensoriali che vive giorno dopo giorno. Quando è sveglio, le cellule del suo cervello si mettono in connessione per elaborare stimoli raccolti grazie alle esperienze con i sensi. Il sonno è di vitale importanza nella fase dello sviluppo: quando dorme, il cervello riorganizza le informazioni raccolte di giorno. Per questo bisogna approfittare del tempo in cui il neonato è vigile e attivo, per comunicare con lui ed instaurare un legame saldo.

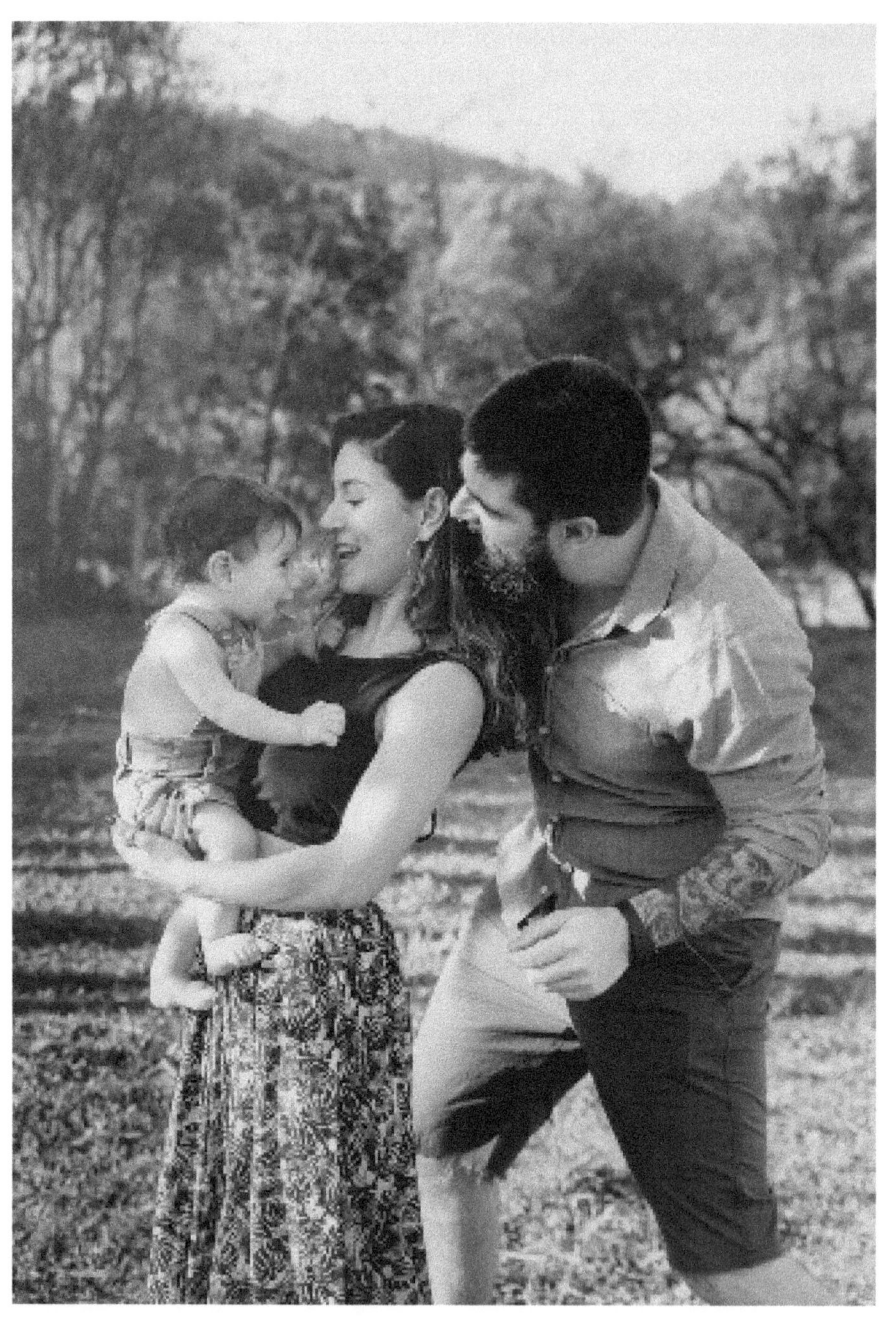

Tra il terzo ed il quarto mese, il bambino impara a tenere su la testa. Si rotola sul fianco e osserva attentamente le sue manine. La vista migliora: il campo visivo è più ampio e profondo. Mostra sempre più interesse in quello che lo circonda. Osservare i volti e fissa le labbra di chi parla. Questo periodo è importante per lo sviluppo del linguaggio: inizia a produrre suoni e vocalizzi.

A 5-6 mesi, il cucciolo di umano, comincia a sedersi con l'aiuto di supporti. Può verificarsi che inizi a gattonare, ed è in questi casi che bisogna lasciarlo sperimentare. Inoltre, inizia la fase di prensione: riesce a lasciar cadere l'oggetto che ha afferrato. In questa fase mordicchia: vuole stimolare le gengive e prepararle ai denti che stanno per spuntare.

In questa fascia d'età, inizia a distinguere le sfumature dei colori, associa i suoni alle immagini, gioca per capire le conseguenze generate dalle sue azioni. In base all'influenza subita dalla lingua madre, produce suoni appresi nell'ambiente in cui cresce.

Periodo 7-13 mesi

Dai 7 ai 10 mesi il piccolo riesce a stare seduto in autonomia e si muove prevalentemente a gattoni. Cerca di alzarsi, prova a stare in piedi. Esplora costantemente il suo ambiente e vuole toccare tutto ciò che ha davanti. La coordinazione motoria si sviluppa, e riesce ad afferrare gli oggetti con più facilità. Lancia le cose, le porta alla bocca preparando le gengive all'arrivo degli incisivi.

La sua vista funziona bene quanto quella di un adulto - l'occhio è il suo organo di percezione più importante; osserva i dettagli e distingue perfettamente le sfumature. Prende coscienza del suo corpo e si orienta nello spazio attorno a lui. Ha aumentato i suoi punti di riferimento. A quest'età il piccolo inizia a puntare il dito - un gesto che lo aiuta a comunicare con il suo interlocutore.

Riesce a distinguere i volti familiari rispetto a quelli sconosciuti e si mostra prudente di fronte ad un volto che non ha mai visto. Inizia qui la consapevolezza del suo essere individuo. In questa fase è essenziale rassicurare il bambino. La paura dei volti nuovi è un buon segnale, poiché dimostra che il piccolo sta prendendo coscienza di sé come essere. È il momento di iniziare a sillabare, pronunciando le parole *"mamma"* e *"papà"*.

Generalmente, attorno al suo primo anno di vita, si assiste allo spettacolo dei suoi primi passi. Alcuni bambini sono più precoci nel sviluppare la motricità, altri iniziano a 18 mesi - è importante non mettergli pressione; ognuno ha le proprie tempistiche. Per aiutarsi si appoggia ad oggetti e mobili. Grazie alla camminata, inizia a scoprire realtà inesplorate, e questo lo entusiasma.

Attraverso il dissenso, afferma la sua personalità e mostra il suo carattere. Ama giocare da solo ed è già abile a focalizzarsi sulle attività svolte. Il suo vocabolario si arricchisce di nuovi termini, ampliando il lessico. Comprende meglio le conversazioni e inizia ad esprimersi con piccole frasi.

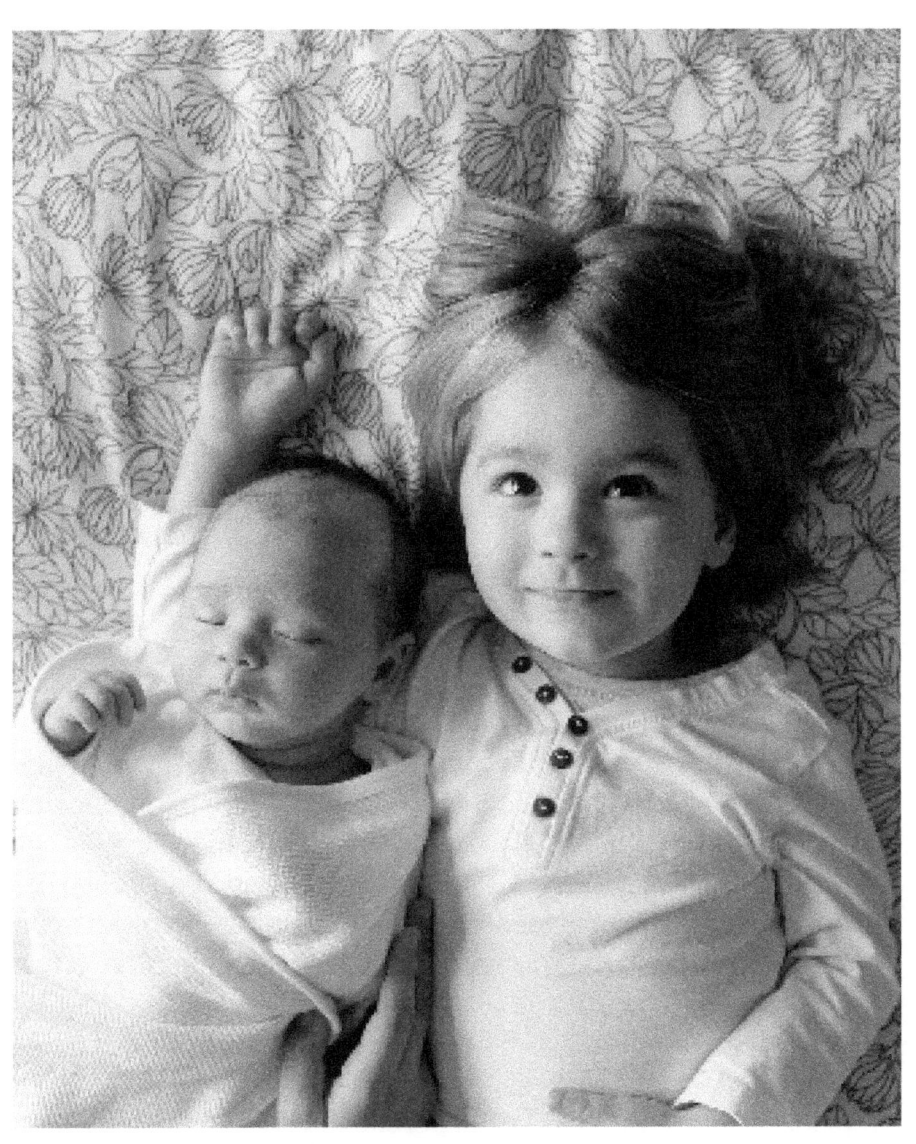

Periodo 13-18 mesi

Il piccolo cammina più agevolmente, ama arrampicarsi ovunque e trascinare gli oggetti. In questa fase costruisce la motricità ed utilizza una presa più delicata quando deve afferrare. I suoi gesti sono più precisi: può tenere in mano un libro e lanciare la palla, distinguendo la differenza tra i due oggetti. La pratica aiuta ad affinare queste tecniche ed il bimbo vuole fare le sue attività da solo. Indica con il ditino ciò che attira la sua attenzione e vuole sperimentare. Fa pratica con la comunicazione e compone le sue prime paroline. Adesso a livello strutturale, il cranio, che prima non era chiuso, è saldo.

Periodo 18-24 mesi

Il bambino accresce la fiducia in sé stesso, vive l'ambiente che lo circonda attraverso gli stimoli ricevuti che ha ormai imparato a conoscere. Ora il bambino salta, corre e balla, i suoi movimenti si coordinano. Migliora la coordinazione occhio-mano, sfoglia le pagine dei libri con precisione, disegna e gioca alle costruzioni. Osserva le persone attorno a lui e vuole imitare i grandi nei gesti e nel linguaggio; di conseguenza arricchisce il lessico, e inizia a costruire frasi. Adora le attività domestiche di vita quotidiana. Con le regole, inizia a distinguere ciò che può fare da ciò che non può fare. Dichiara anche quando qualcosa gli piace o non gli piace, affermando così la sua personalità.

Periodo 24-36 mesi

Dai 2 anni, il piccolo controlla i movimenti migliorando l'agilità. Salta, cade in piedi e calcia una palla. Ora è più autonomo ed in grado di prendere iniziative: vuole muoversi e fare passeggiate. Il modo di comunicare è più definito, con un vocabolario più ricco. Ripete le parole, fa domande, parla con gli adulti, ascolta e canta. Comprende le regole della socializzazione. Ha bisogno di solidificare la sua personalità, per questo sente di esprimere con ardore i propri dissensi. Questo periodo può essere pesante da gestire, ma è imprescindibile per la costruzione dell'individuo. Verso i tre anni inizia a parlare di sè in prima persona, dicendo "io"! È chiara in lui la consapevolezza di esistere come individuo.

Come funziona la mente ricettiva del bambino

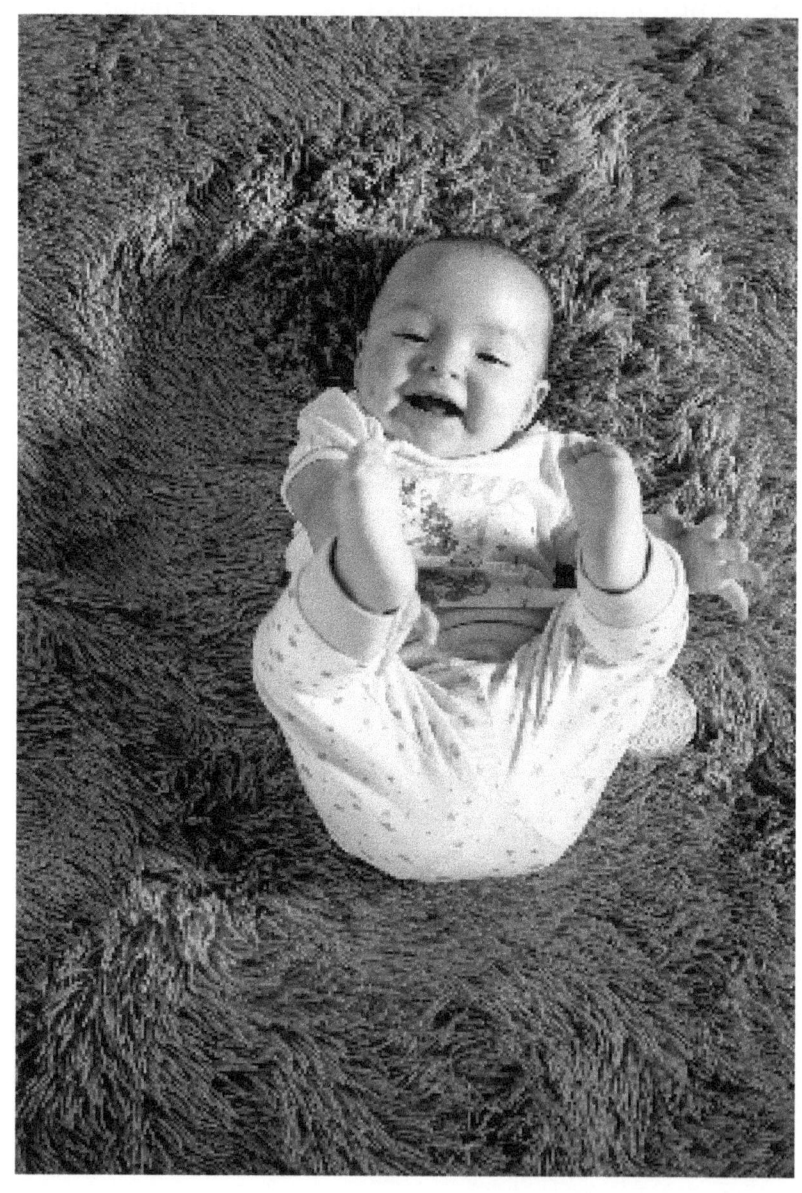

Fino ai tre anni di vita, la mente del bimbo ha l'innata capacità di assorbire le informazioni raccolte dall'ambiente. Il suo cervello, assorbe inconsciamente per strutturarsi, come fa una spugna. I bambini interiorizzano impressioni e sensazioni dalle esperienze vissute; questo permette loro di maturare. La mente assorbente, permette al cucciolo di costruire la sua personalità. Assorbe la lingua, le abitudini, ed i valori trasmessi dalle persone con cui è in contatto. Sviluppa un senso di appartenenza ad un gruppo sociale, che infonde in lui sicurezza.

Il bambino ha bisogno stimoli per interagire, attraverso il gioco e le attività svolte. In questo processo, il genitore rappresenta per il suo bambino un insegnante, un modello. Le relazioni che il piccolo intraprende con la sua famiglia, sono alla base di un sano apprendimento. Per interagire attivamente con il suo ambiente, il bambino:

- guarda le cose
- osserva i volti
- risponde alle voci
- ascolta suoni
- emette suoni e cantare
- esplora
- sperimenta attraverso i sensi

Se il bimbo si applica in diverse attività psico-fisiche, apprende, mettendo in pratica. Durante questa fase l'educatore mostra al piccolo il modo di agire, lasciandolo libero di commettere anche errori. Incoraggiarlo lo aiuterà a sentirsi meglio, impegnandosi nelle sue attività.

Relazioni

Per il piccolo le relazioni hanno un valore di vitale importanza. Durante l'infanzia vuole sentirsi amato ed impara a fidarsi delle persone. Ascolta i suoi bisogni, pensieri, sentimenti. Costruendo relazioni forti all'interno della sua famiglia, farà meno fatica a socializzare fuori dalle mura domestiche.

Linguaggio e comunicazione

Il bambino ama condividere moltissime attività con i genitori. Leggere e cantare insieme, lo aiuterà a prendere confidenza con la madrelingua, migliorando la sua comunicazione e l'ascolto.

Spazio, luogo e ambiente

L'ambiente in cui il bambino vive le esperienze, assume un ruolo essenziale per il suo sviluppo. Dentro casa impara a conoscere le dimensioni e la forma degli oggetti; fuori dalle mura domestiche comprende il suo "posto" nella società.

Salute e forma fisica

Il genitore rappresenta un modello per suo figlio; ad esempio quando l'adulto predilige del cibo sano rispetto ad uno snack, il bambino tenderà a seguire questo modello. Quando il genitore propone al figlio una passeggiata piuttosto che una partita alla play station, lo guida verso un'attività sana, che gli permetterà inoltre di solidificare il loro legame.

Numerazione, alfabetizzazione, prescrittura

Esistono numerose attività divertenti e coinvolgenti che aiutano il bimbo a sviluppare abilità matematiche semplici. La migliore modalità è attraverso indovinelli, filastrocche e conti facili. Per migliorare l'alfabetizzazione, le attività più consigliate sono: la lettura di fiabe, l'associazione di suoni e immagini. Le capacità di scrittura, vengono stimolate attraverso il disegno.

Ti suggeriamo la lettura di una meravigliosa raccolta delle migliori favole italiane per bambini:
https://www.amazon.it/dp/B08B4YLXH3

Arte

L'arte rappresenta una leva importantissima nello sviluppo di un bambino. Dedicarsi al canto, al ballo o suonare uno strumento insieme, permettere al cucciolo di incuriosirsi rispetto a svariate forme d'arte.

> *"Mai aiutare un bambino mentre sta svolgendo un compito nel quale sente di poter avere successo."*
> Maria Montessori

I periodi sensitivi della crescita

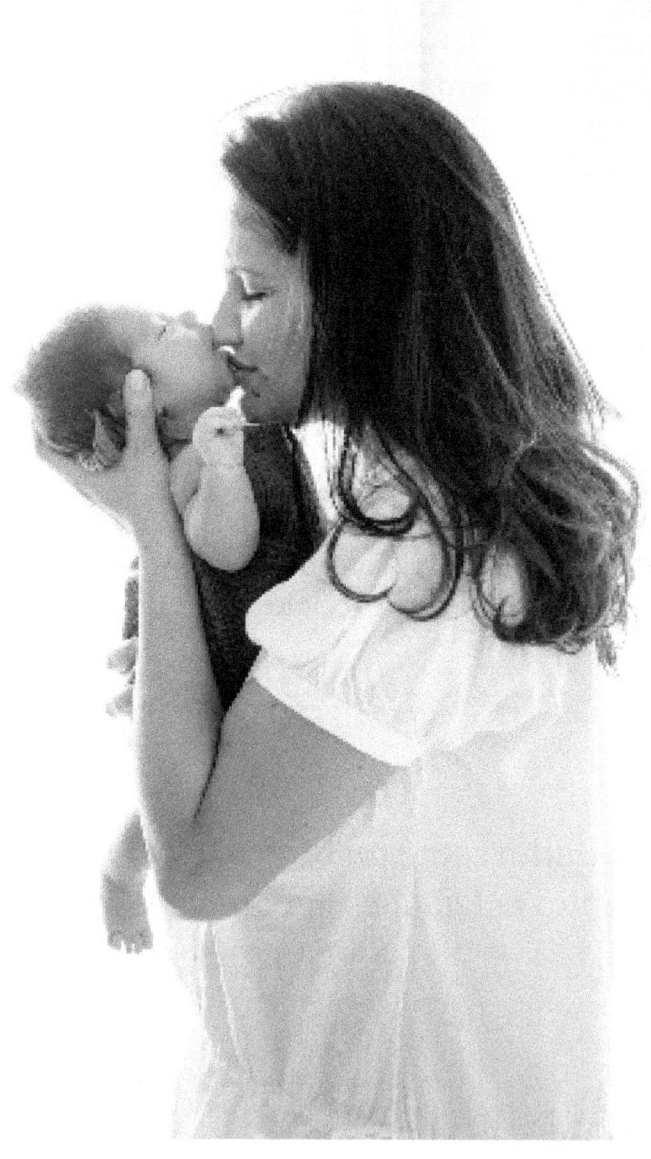

La mente assorbente del piccolo viene guidata da istinti che la Montessori definisce *"periodi sensitivi"*, grazie ai quali, segue il percorso di sviluppo spontaneo. Nelle fasi di crescita, il bambino è curioso, viene attratto da diverse attività. Tutto avviene in una modalità naturale e spontanea, seguendo con ordine i suoi stadi di sviluppo. Con l'interazione, evolve e rafforza l'intelletto. I suoi istinti si manifestano per svolgere un compito: aiutare il naturale sviluppo del pargolo in crescita. Tali istinti giungono al termine una volta acquisite le competenze a cui sono serviti.

Maria conia questo termine dalla scoperta del biologo olandese, Hugo de Vries. Egli, osservando i bruchi, nota che all'inizio della loro vita, sono attirati dalla luce. I bruchi seguendo il loro innato istinto si dirigono sulla cima dei rami dell'albero, per nutrirsi di foglie verdi, indispensabili alla sopravvivenza. Sempre guidati dal loro istinto, successivamente diventano repellenti alla luce, e si accorgono di non avere più bisogno della stessa alimentazione. È un processo naturale, che avviene grazie alla guida dell'istinto.

Maria pensava che non riuscire a rispondere ad una sensazione correttamente, scatenasse nel bambino un dolore psichico, con conseguente senso di frustrazione, rabbia, tristezza e malessere. La Montessori spiegava questa sofferenza con l'espressione dei "capricci".

Per il bimbo, svolgere le proprie attività con i suoi ritmi è vitale; anche se per il genitore possono risultare attività banali, hanno per lui valore imprescindibile. Rispettare la necessità di scoprire del bambino, lo fa sentire accolto e lo soddisfa. È necessario che l'adulto presti attenzione alle attività a cui si dedica il fanciullo, senza essere per lui d'ostacolo. I cuccioli che scoprono il mondo, sono attratti dalle novità e amano l'avventura. Per loro scoprire è uno stimolo fantastico; sperimentare li emoziona. Non sanno cosa signifchi essere stanchi; il loro entusiasmo e l'energia sono alle stelle! Apprendere durante un periodo sensitivo avviene con naturalezza. Non si può dire la stessa cosa quando si apprende al termine del periodo sensitivo. Si noti come il fanciullo riesca a memorizzare una seconda lingua, durante il periodo sensitivo del linguaggio (0-7 anni). Mentre è facile la difficoltà con cui un adulto inizia lo studio di una lingua straniera. Il primo processo è spontaneo, per questo l'acquisizione di nuove abilità risulta più semplice.

Maria Montessori poneva l'attenzione sul fatto che l'intelligenza del bambino si costruisce guidandolo nel piacere della scoperta; adeguando l'ambiente circostante in base ai suoi bisogni. Dando il giusto stimolo al piccolo, in una determinata fase di crescita, si ottiene uno sviluppo ottimale e spontaneo della creatura.

L'ordine

Avere un ordine infonde sicurezza al fanciullo. L'ordine esteriore corrobora il suo ordine interiore, atto a gestire ed organizzare la moltitudine di informazioni accumulate con l'esperienza. Dare al bambino una routine, quindi un ordine, gli permette di avere dei punti di riferimento. Anche se una fase della vita di un adulto può essere stravolta, egli deve riuscire a mantenere l'equilibrio nella routine del figlio, senza fargli percepire il cambiamento, che risulterebbe destabilizzante. Il bambino deve vivere una vita regolare all'interno del suo ambiente, dove svolge le sue attività. Questo gli consente di rafforzare l'autostima e la sicurezza nelle sue capacità.

Il movimento

Il movimento è vita per il bambino, ha bisogno di sentirsi libero. Il cucciolo alla nascita non ha movimenti coordinati e volontari, a differenza di altri animali. Il camminare è infatti un movimento molto più complesso da consolidare, che il bambino acquisisce progressivamente. Nei primi 2 anni di vita, le cellule del cervello sono in piena attività. Il pargolo impara a camminare, a correre e successivamente a tenere la posizione stabile quando è seduto.

Gli stimoli sono fondamentali per un efficiente progresso del movimento coordinato. Rispettare i movimenti del bambino gli offre la capacità di sviluppare l'intelligenza motoria. Maria vuole sottolineare la differenza tra l'adulto ed il bimbo. Il primo agisce, e quindi si muovo spinto da un pensiero. Il piccolo si muove per costruire un pensiero. Impedire al bambino di muoversi significa ostacolarlo nel suo processo di formazione dell'identità.

Il linguaggio

Il periodo sensitivo del linguaggio è importantissimo. Il bimbo è in grado di riconoscere le voci di chi gli sta intorno e le melodie, ancor prima della nascita, quando è nel grembo materno. Gli stadi che compongono il linguaggio sono tre. Il primo periodo è tra la vita intra-uterina e quando pronuncia le prime paroline. Il secondo va dall'apprendimento del linguaggio parlato a quello scritto e letto. Nella terza fase il bambino sviluppa la sensibilità al senso delle parole e alla loro funzione all'interno delle frasi.

Questi cicli si susseguono progressivamente; a poco a poco la lingua si perfeziona. Anche in questo caso lo stimolo permette di dare al piccolo gli strumenti adatti a corroborare tale proprietà. Quando il piccolo ha circa 12 mesi di vita, produce frasi composte da una sola parola che per lui rappresentano un contesto. Tra i 12 ei 20 mesi continua a produrre parole e frasi che sono correlate a più situazioni. Solitamente intorno ai 2 anni, il bambino conosce già almeno 200 parole. D'ora in poi, è consapevole della propria individualità e gli piace esternarlo al mondo. Costruisce il codice di linguaggio grazie alla relazione con l'altro. Assorbe la lingua che ascolta nel suo ambiente, difficile o facile che sia ed arricchisce il suo vocabolario. Se nel suo ambiente si parlano più lingue, le assorbe come una spugna!

Uno dei primi sistemi al quale il bambino ricorre per sviluppare il linguaggio è il gesto dell'indicare. Inizia a chiamare per nome, l'oggetto che vede, indicandolo. Quando ha appreso il termine, è in grado di ricordarlo anche se l'oggetto non è davanti a lui. Da questo si evince che la costruzione del linguaggio avviene con la conoscenza dei simboli, i quali compongono il linguaggio. Per assecondarne il naturale sviluppo, il genitore dovrà esporre il piccolo apprendista alle parole, descrivendogli scene di vita.
Parlare di storie, di immagini, di oggetti, leggere libri, cantare, stimolano le proprietà linguistiche del bambino.

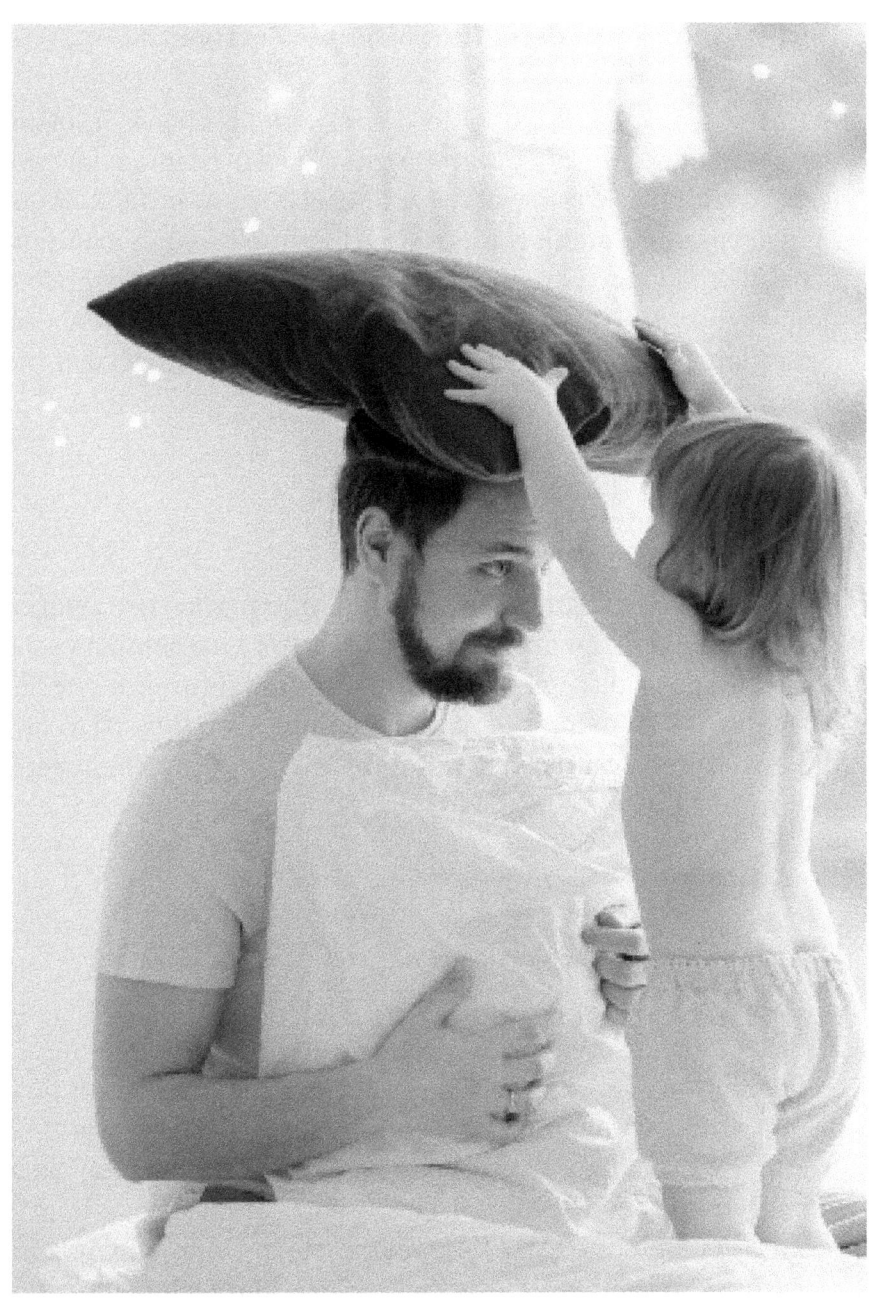

Perfezionamento della funzione percettiva

Attraverso i sensi, il bambino dispone delle chiavi di lettura di cui ha bisogno per affrontare la vita. Durante l'infanzia, codifica le percezioni; gli dà un nome e le classifica in base al contesto. Maggiormente l'ambiente è ricco di stimoli, più si sviluppano i sensi. Con il gioco classifica le percezioni: con le associazioni, la differenziazione, la discriminazione. Incrementare le esperienze sensoriali, è per il bambino motivo di crescita intellettiva, sin dal periodo dell'infanzia.

I piccoli oggetti

La passione che i bambini piccoli nutrono per le cose minuscole, è legata al perfezionamento della crescita. I bambini, mossi dalla curiosità, sono oltremodo attratti dalle miniature. Anche se può risultare pericoloso far giocare il bambino con oggetti di piccole dimensioni per via del rischio di ingerirle, è bene che il genitore non impedisca al piccolo di sperimentare la conoscenza di tali giochi.

La vita sociale

L'uomo è un essere sociale. Non si nutre solamente di necessità biologiche, ma ha un gran bisogno di relazionarsi con gli altri. Alla nascita è totalmente dipendente dagli adulti e durante il suo primo anno di vita è un tutt'uno con la madre. Successivamente prende consapevolezza di esistere come individuo, e lo grida al mondo! Vuole conoscere e socializzare, entrando sempre più in contatto con l'ambiente esterno e creando relazioni con gli altri.

Le tendenze e gli istinti innati

L'uomo vive di istinti che influiscono in maniera incontrollata sul suo comportamente (sono pulsioni legate alla sopravvivenza, ai bisogni primari ecc.). Alla nascita però, il bimbo riceve influenze dall'ambiente che lo ospita e dalla famiglia con cui vive. L'essere umano esterna numerose tendenze innate e acquisite.
In primis ci sono: l'orientamento, la comunicazione, la socialità, l'osservazione e altre. Per accompagnare il piccolo nel processo di sviluppo, bisogna alimentare la mente del bambino attraverso attività stimolanti. Affinando le sue innate capacità interiori, il bambino cresce adeguando l'identità al contesto di vita.

"Se v'è per l'umanità una speranza di salvezza e di aiuto, questo aiuto non potrà venire che dal bambino, perché in lui si costruisce l'uomo."
Maria Montessori

I bisogni del bambino nei suoi primi 3 anni di vita

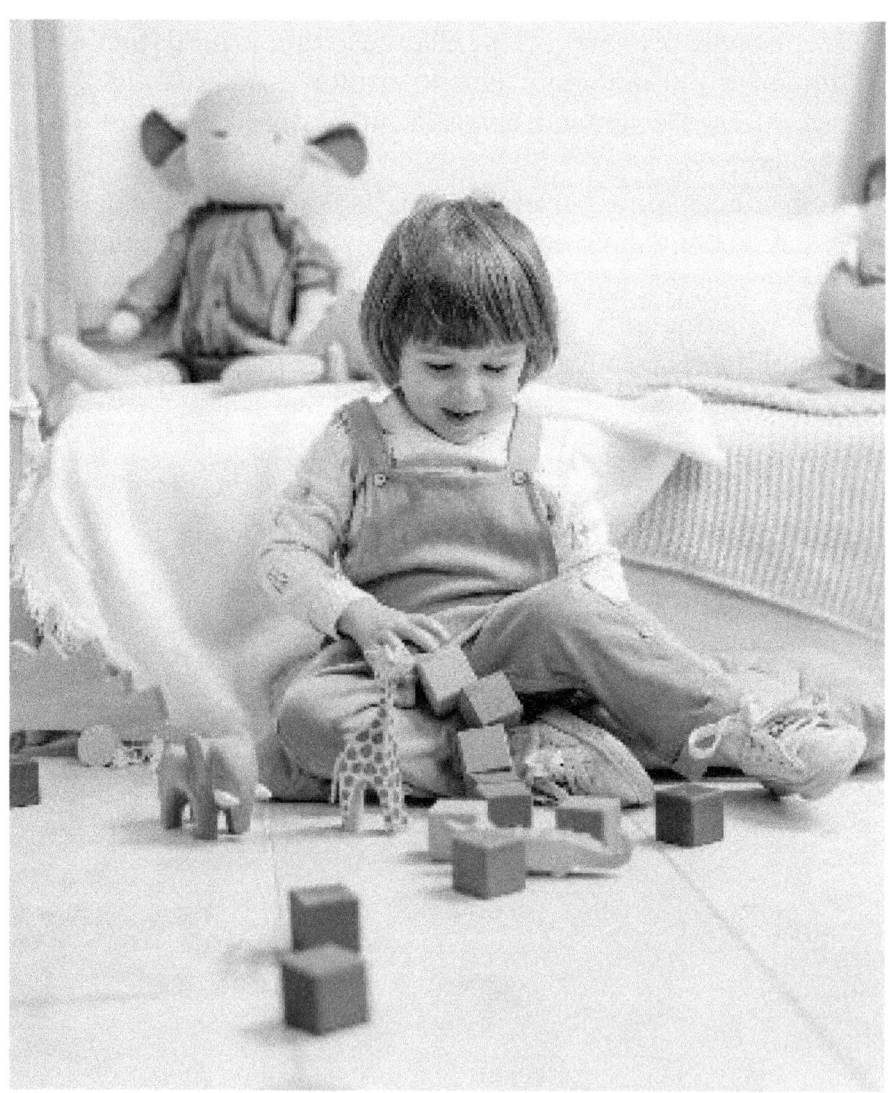

Anche se può risultare un compito difficile, il genitore ha il ruolo di guidare i figli nella scelta di ciò che si può e non si può fare. I bambini piccoli hanno bisogno di soddisfare non solo necessità primarie, ma anche legate all'emotività - *non dimentichiamo che i bambini fanno molta fatica a razionalizzare i concetti*. Il piccolo non è in grado da solo di decidere tutto ciò che è giusto o non è giusto per lui, per questo motivo il genitore deve rappresentare un modello al quale ispirarsi, una guida da seguire. L'adulto deve stare attento a notare anche gli stati di malessere del figlio che non riesce a soddisfare i suoi bisogni, dove possibile accoglierlo e trovare una soluzione che sia anche educativa.

La concentrazione

Secondo l'educatrice Maria Montessori, il bambino ha bisogno di orientarsi nello sviluppo usando la concentrazione. A differenza di quello che si pensa, i piccini hanno già alla nascita, una buona capacità di concentrarsi nelle attività che svolgono - seppur non viene ancora sfruttata appieno. Senza dubbio, se il piccolo viene sovraccaricato da stimoli, faticherà a tenere la concentrazione. La capacità di concentrazione migliora con la pratica e un buon esercizio: meccanismo naturale che si crea con l'interesse verso all'attività da svolgere. Una volta che la sua attenzione è presa, il piccolo è motivato a ripetere la pratica; è capace di perseguire un'attività per ore! Si concentra, motivato a portare a termine il suo compito: questo gli permette di rafforzare e costruire la sua individualità.

Il bambino focalizzato sullo svolgimento dell'azione sta facendo un lavoro di creazione di sé, mattone su mattone: accumulando esperienze sensoriali, compone la sua identità. Ogni azione che compie gli permette di sviluppare la concentrazione; può farlo attraverso l'osservazione, con la gestualità o l'ascolto. Per questo il genitore deve evitare di interrompere l'esperienza che il figlio sta vivendo. Montessori insisteva sul fatto che la concentrazione rappresenta il primo importante tassello che instrada il fanciullo verso la socialità. Permettere al bambino di restare concentrato il tempo che desidera sulle attività svolte, è dargli la possibilità di nutrire la sua mente. Il genitore deve accompagnare il pargolo in questo esercizio naturale, incoraggiandolo ad aprirsi.

Imparare limiti e libertà

Maria Montessori, nonostante lasciasse ampia libertà all'uomo che si sviluppa nell'ambiente, sottolineava l'importanza di vivere in equilibrio all'interno dello stesso. L'uomo, la natura, e il nostro universo, devono rispettare regole che ci permettono di tenere stabile l'equilibrio che ci governa. Noi siamo interconnessi con lo spazio, la natura, il nostro pianeta ed il cosmo, quindi dobbiamo rispettare le regole per il bene comune.

Tra 0 e 3 anni, i genitori devono accogliere le iniziative del figlio, mentre lui deve accettare che oltre alle libertà esistono i doveri. Il piccolo cresce grazie ai punti di riferimento dati dai grandi. La libertà è dunque il processo che porterà il piccino a formare le sue caratteristiche personali. Montessori riteneva che la *libertà* e la *disciplina* fossero interconnesse tra loro, seppure possono sembrare così lontane concettualmente. Questione di equilibrio. Libertà e disciplina collaborano strettamente per corroborare il processo di sviluppo dell'uomo.

Maria Montessori spiegava quanto fosse necessario per ognuno, trovare la propria vocazione. Ogni bambino merita di vivere per perseguire un sogno, nutrendosi di stimoli forti per realizzarlo. Prendendo coscienza di sé come individuo, capisce che oltre al suo volere esiste quello degli altri; impara così, l'importanza di rispettare l'ambiente e gli individui. É un processo che lo rende libero e gli pone dei limiti. L'uomo non può vivere di soli istinti: ha bisogno di sane regole per vivere in armonia nella comunità. Ricordiamo che esprimendo noi stessi, non dobbiamo perdere il rispetto degli altri individui.

I bambini costruiscono la propria libertà di espressione prima nella fase di comprensione dei limiti (0-3 anni), poi acquisendo la disciplina (3-6 anni) e successivamente responsabilizzandosi (6- 12 anni). Durante l'adolescenza (12-18 anni), il ragazzo segue un percorso che lo porta ad acquisire volontà sulle grandi scelte che dovrà prendere da adulto. Il giovane adulto, è dunque libero di scegliere come comportarsi. Aver guidato il piccolo attraverso uno sviluppo spontaneo ma disciplinato da linee guida, lo farà crescere libero, nel rispetto dell'ambiente con cui interagirà.

Spesso gli adulti etichettano i bambini con gli aggettivi: *buono* e *obbediente*. Ma cosa significa questo? Che il piccolo deve essere addestrato a stare buono ed obbedire, senza disturbare l'adulto? Obbedire, significa rinunciare al proprio volere per assecondare quello dell'altro, ovvero rinunciare alla propria libertà, magari in cambio di una ricompensa. Questa scelta implica una maturità che non appartiene ad un cucciolo di 1-3 anni. Perciò non serve lamentarsi se i bambini molto piccoli non sono obbedienti - per loro non è naturale farlo. Quando il piccino avrà preso coscienza di sé stesso, riuscirà a rispettare questa volontà.

Maria Montessori riconosce l'istinto del bambino come la forza vitale che lo spinge a darsi da fare. Tale forza interiore lo guida a compiere esperienze, impedendogli di obbedire ad un comando che viene dall'esterno. Il dovere di noi adulti, è quello di tenere conto di questo primordiale istinto, e averne cura. Non abbiamo bisogno di arrabbiarci se il bambino non si cura di obbedire: non fa parte di lui. Dovremmo aspettare il compimento dei tre anni affinché il piccolo comprenda l'importanza di obbedire.

Maria Montessori stabiliva tre gradi di ubbidienza:
- Il primo inizia quando il piccolo costruisce la sua identità (2-3 anni); in questa fase il bambino tende a obbedire se non per casualità.
- Il secondo si manifesta quando il bambino ha volontà di obbedire per soddisfare la richiesta di un altro.
- Il terzo livello arriva quando il bambino accetta di farsi guidare volontariamente da un'altra persona e asseconda la sua direttiva (4-5 anni).

L'obbedienza è basata sulla fiducia reciproca. Il piccolo capisce che affidarsi alla guida del genitore lo aiuterà a crescere.
Il genitore dal canto suo, dovrà solamente fornire a suo figlio le linee guida: la sua personalità e l'istinto faranno il resto.
Calibrare disciplina e libertà è un processo fondamentale che si costruisce con l'amore, la stima e la fiducia reciproca. Dobbiamo prestare la massima attenzione a riprendere il bambino quando non obbedisce: sta imparando ad esprimere sé stesso, non vuole necessariamente ostacolare il nostro volere per fare i capricci.

Spesso il capriccio è un'espressione di rabbia che il bambino ha nei confronti di un ostacolo al suo comportamento. Il bambino si arrabbia quando il suo bisogno non viene soddisfatto.
Il genitore non dovrebbe indispettirsi di fronte a tali espressioni bensì cogliere il segnale di malessere manifestato. Reagire con la punizione, è un sistema diseducativo che ostacola la crescita del piccolo. Accogliere tale manifestazione significa accogliere una richiesta. Il figlio che si sente compreso acquisirà fiducia nelle proprie capacità e nel suo genitore.

In molti casi, il capriccio è una richiesta a voler fare da solo. Un fanciullo soffocato nelle sue espressioni, potrebbe costruire con facilità un mondo immaginario in cui rifugiarsi, perché nel suo ambiente non si sente accolto. Maria metteva al centro della sua vita, il rispetto della volontà di espressione del bimbo. Rispettare i periodi sensitivi significa soddisfare le sue esigenze, aiutandolo nella crescita. Il bambino si sentirà gioioso di manifestarsi, pieno di sentimenti positivi. Il nostro compito di adulti, è preservare la loro felicità!

Presa di coscienza e indipendenza

La psiche dell'infante si sviluppa grazie alle relazioni con gli altri, al coordinamento dei movimenti e del linguaggio. Inizialmente il bambino ha bisogno di amore incondizionato che lo rassicura e accresce la sua sicurezza, e autostima. Il piccino vive in simbiosi con la madre nel grembo, e questo lo rende emotivamente forte. Le premure rivolte al figlio dai genitori, permettono al piccolo di accrescere la stima e la fiducia di sé. Le persone che vivono con lui, interpretano le sue espressioni e le sue necessità.

Per la madre questo dono è innato. Grazie all'istinto materno, la madre è in grado di decodificare le espressioni e le richieste di suo figlio. Il neonato nelle prime settimane dopo la nascita, non è ancora totalmente presente all'ambiente; vive percezioni che lo rassicurano grazie alla madre che risponde ai suoi bisogni. Il piccolo che si sente amato, percepisce la vita con gioia, serenità. Il bambino dipende dai membri adulti del suo ambiente, e non è capace di rispondere ai suoi bisogni in autonomia.

Come detto abbiamo abbondantemente in precedenza, il bimbo costruisce la propria realtà di individuo non prima dei 3 anni di vita. Fino a quel momento, non comprende il significato dell' "Io".
Man mano prende coscienza degli altri, e sviluppa la capacità di essere solo con gli altri, e poi senza gli altri. Comprende che ciò che non vede non smette di esistere, ma è sempre presente. La capacità del bambino di separarsi con serenità da una cosa o da una persona, contribuisce alla presa di coscienza di sé stesso.

Il bimbo cresce ed instaura un profondo legame con l'ambiente, grazie allo sviluppo della psiche, del linguaggio e del movimento. Forma un'identità con caratteristiche proprie (seppure risente fortemente l'influenza ambientale), e si distingue dagli adulti che si curano di lui. Maria Montessori spiegava che l'educatore non è colui che plasma il bambino, poiché il piccolo dispone già della sua identità nel suo patrimonio genetico. Quando si ostacola il piccolo nel processo di sperimentazione, entra in crisi con il contesto. L'*individuo piccolo* ha necessità di provare, sbagliare e imparare dai suoi errori, per formare l'intelligenza e il carattere. Premiare le sue iniziative, gli darà coraggio e lo farà sentire più forte. L'obiettivo è incentivare il bambino durante la crescita e di renderlo un adulto indipendente.

L'ambiente in cui vive

Uno dei bisogni primari del bambino è di vivere un ambiente stabile. Per lui è ideale mettere le radici in un luogo che sente suo, dandogli un senso di appartenenza. L'ambiente stabile è un posto tranquillo, che il bambino può chiamare casa. Purtroppo, esistono molte situazioni che possono minare la tranquillità tra le mura domestiche: ad esempio le liti tra coniugi, la violenza, le urla creano il caos e distruggono la serenità dell'ambiente.
Anche i trasferimenti frequenti rappresentano una minaccia per l'emotività del piccolo, che risente fortemente di questi disagi.
Molti bambini rispondono negativamente a queste situazioni se non avvertono stabilità. Fai tutto ciò che è in tuo potere per far percepire ai tuoi figli la sensazione di una casa accogliente, che rappresenti per loro un rifugio.

Struttura e guida

La struttura e la guida sono processi importanti dello sviluppo di tuo figlio. Grazie a queste, il bambino può sviluppare una sana routine. Avere una routine è essenziale per ognuno di noi. Per prima cosa permette ai bambini di acquisire l'indipendenza, e poi li responsabilizza di fronte alle attività giornaliere. La guida dei genitori, permette ai piccoli di orientarsi adeguatamente all' interno dell'ambiente, imparare ad interagire, connettersi con gli altri individui, e raggiungere gli obiettivi.

La disciplina

Disciplinare significa stabilire regole da far rispettare al piccino. Il figlio che riceve la giusta disciplina è in grado di comprendere ciò che può o non può fare. Fissare le regole nella famiglia, è un ottimo modo per stabilire la disciplina. Il rimprovero non è una soluzione efficace, se prima non sono state impartite le regole da rispettare. Reagire ai comportamenti sbagliati del piccolo con rabbia produce solo un effetto negativo, e non un insegnamento. Un bravo genitore educa il figlio impartendo le regole, in modo che il bambino conoscendole in anticipo, sappia già che ogni sua azione scatena una conseguenza.

Alimentazione ed esercizio fisico

I bambini vivrebbero di junk food e snack se solo gli adulti glielo permettessero. Al contrario per crescere e svilupparsi in salute, i bambini hanno bisogno di seguire una dieta sana, ricca di calcio, proteine, vitamine e minerali. Perciò, permettere al tuo bambino di concedersi merendine ogni tanto va bene, a patto che queste non rappresentino un alimento alla base della dieta quotidiana. Mamma e papà, dovrebbero scegliere alimenti più sani per i loro figli, come spuntini a base di frutta e verdura. Molti bambini ad oggi soffrono di sub nutrizione - ciò significa che il bambino si alimenta con un'adeguata quantità di cibo, ma la qualità del cibo lascia a desiderare. Nutrire il bambino con i pasti del fast food è deleterio per la sua salute, non soddisfacendo il suo fabbisogno nutrizionale. Nutrire i propri figli con alimenti equilibrati, e dar loro molta acqua, garantisce uno sviluppo fisico ottimale.

Molti bambini soffrono di obesità: disturbo legato alla diffusione della tecnologia che induce alla sedentarietà. I bambini passano infatti più tempo con i videogiochi che a fare qualsiasi altra cosa. Facendo attività fisica ogni giorno, si mantiene il cuore in salute, prevenendo l'obesità. Nella nostra società contemporanea, che è ormai invasa dal mondo tecnologico, è più difficile dedicarsi alla propria salute e prendersi cura del proprio corpo. Ciò non deve scoraggiarci, in qualità di adulti responsabili abbiamo il dovere di rappresentare il miglior modello per i nostri figli.

La connessione con gli altri

I bambini piccoli, trovano conforto negli adulti, quando li fanno sentire protetti e li aiutano se hanno paura e soffrono. Basta una semplice connessione, visiva o tattile per farli sentire al sicuro. I bambini che non si sentono accolti in un contesto sociale, sono più insicuri. I genitori distanti dal punto di vista emotivo fanno percepire ai figli l'illusione che ci sia qualcosa che non va in loro. L'essere umano sente la forte necessità di essere integrato in un contesto sociale: dobbiamo sentirci appartenenti ad una *tribù*.

Se non si trascorre abbastanza tempo con i bambini, si rischia di perdere i meravigliosi privilegi della genitorialità. Il tempo è la miglior soluzione alla maggior parte delle criticità tra genitori e figli. Trascorrere tempo di qualità con i tuoi figli soddisfa tutti i loro bisogni essenziali, arricchendo il vostro rapporto.

I principi fondamentali dell'approccio Montessori

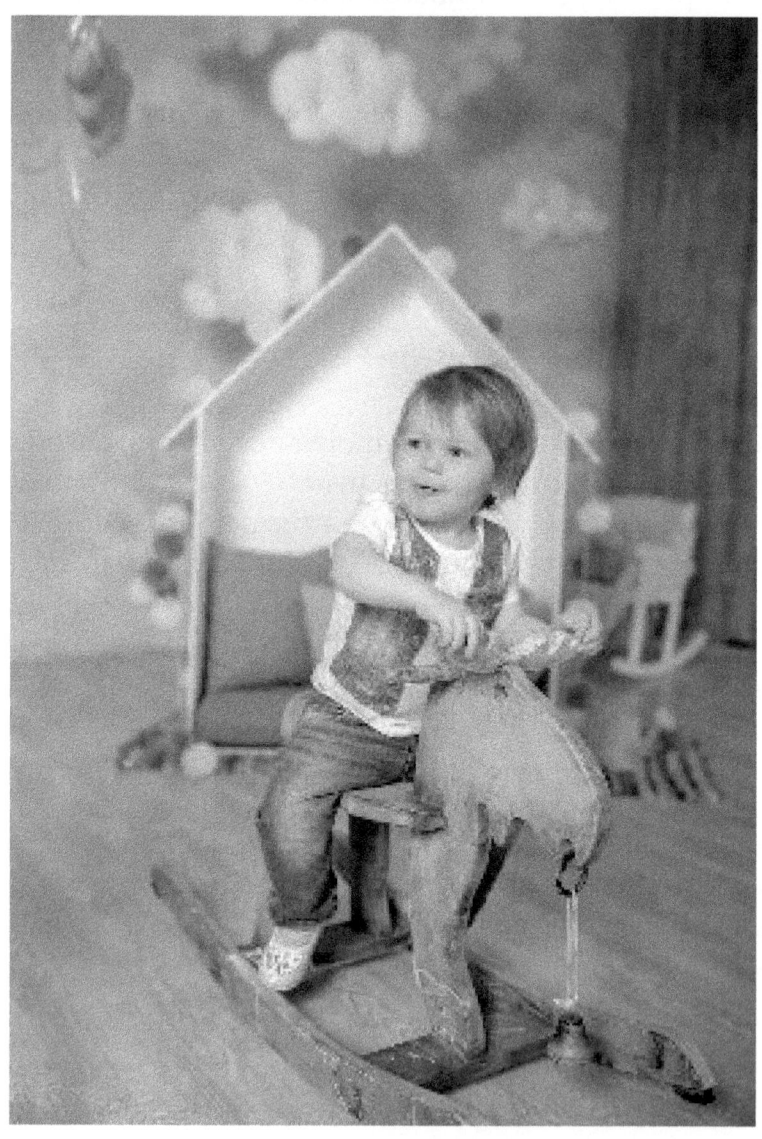

Il ruolo degli adulti

Il ruolo dei genitori è quello di accompagnare il piccino nella sua crescita. La madre ed il padre sono d'aiuto per loro figlio quando propongono iniziative positive, mentre con altri comportamenti possono creare danni, interrompendo il suo naturale sviluppo.
La Montessori sosteneva che se un adulto intralcia la naturale crescita del bimbo, il suo aiuto risulta vano, addirittura dannoso. Un adulto troppo presente, invade gli spazi del piccolo e la sua indipendenza; comportamento che genera dipendenza e rende il bambino schiavo dell'adulto. Il consiglio che Maria Montessori dà ai genitori per crescere i suoi figli, è dunque quello di essere spontanei, di seguire l'istinto.

Possiamo racchiudere il tuo ruolo di genitore in 3 punti:
- Preparati psicologicamente per agire consapevolmente;
- Predisponi un ambiente adatto al bambino;
- Proponi attività che lo aiutino a svilupparsi.

Prima di diventare in grado di educare i figli dobbiamo rieducare noi stessi. Ciò non significa essere perfetti, ma affinare le qualità necessarie che accompagneranno il bambino nel suo percorso. Essere consapevoli delle sue necessità, ci rende adulti spontanei nell'osservazione delle sue espressioni. Diventare genitore, è un processo naturale che inizia attraverso l'osservazione; il piccolo guidato dai suoi istinti ,darà le chiavi di lettura all'adulto.

L'osservazione

L'osservazione è lo "strumento" di base su cui si fonda il metodo montessoriano - è il mezzo attraverso il quale il genitore impara a conoscere il proprio figlio. Se l'adulto si dedica ad osservare, è in grado di notare le espressioni e i comportamenti di suo figlio. Si può comprendere anche quali sono le attività a cui preferisce dedicarsi il piccolo, senza forzarlo e senza pressione. Le attività che il bimbo svolge sono necessarie a sviluppare il suo intelletto, per questo è giusto rispettare le sue scelte spontanee (evitando che faccia scelte pericolose per la sua salute). Il nostro sguardo attento e vigile, è un supporto fondamentale, infonde al piccolo serenità. Montessori definisce l'osservazione un'arte: permette al genitore di cogliere le sottili sfumature del delicato animo dei piccoli.

L'esempio

I bambini apprendono attraverso i modelli. Assorbono dai nostri comportamenti come spugne, ci osservano per imparare la vita. Il ruolo del genitore è di porre sani limiti al piccolo, guidare con tenerezza e fermezza per mostrare al figlio cosa è giusto e cosa non lo è. L'esempio conta più di un rimprovero. Un figlio esposto ad un ambiente equilibrato riuscirà ad assumere caratteristiche di successo. La Montessori suggerisce al genitore di non essere molto esigente: ogni bimbo ha le sue tempistiche per sviluppare le proprie caratteristiche. Intanto il primo dovere del genitore è di occuparsi del figlio, rispettando il suo naturale sviluppo.

Accettare la personalità e l'espressione del bambino, senza farsi aspettative, permette al genitore di accogliere le sue esigenze. Il bambino è un individuo libero, non possiamo plasmarlo a nostro piacimento. L'amore incondizionato e le premure del genitore, sono tutto ciò di cui il piccolo ha bisogno per una crescita fisica e psichica sana.

Il genitore che accompagna il figlio nel processo di crescita, ha il compito di trasmettergli pace. Pace significa accogliere sè stessi e gli altri, rispettando l'ambiente, le persone, la natura, la vita. Anche il rispetto è un punto imprescindibile nel rapporto con il figlio. Rispettare significa comunicare e ascoltare. Contraddire il piccolo potrà solo indebolire la sua autostima. Se il figlio si sente criticato non fa progresso, anzi ristagna nei sentimenti negativi. Se tuo figlio ha un problema, aiutalo a parlarne; non farlo sentire giudicato, piuttosto mostra accoglienza.

Educare e accompagnare verso la libertà

Il genitore ha il ruolo di indicare al fanciullo la strada che lo aiuti a scegliere liberamente. La scelta insegnerà a tuo figlio anche a saper rinunciare, per sentirsi soddisfatto di quello che ottiene. Il bambino cosciente dell'importanza delle sue scelte per noi, darà al dover scegliere un significato positivo. Il figlio va educato con attività positive che possano fornirgli stimoli per evolvere i suoi sensi e sviluppare le sue capacità. Ricordiamo che ogni bambino ha la propria personalità e la propria missione nel mondo.
Il profeta Khalil Gibran, scrisse che *i figli non ci appartengono*. La nostra missione è accompagnarli nel viaggio per conoscere

sé stessi, perciò impartire loro l'educazione non deve ostacolare il loro spontaneo progresso.

Affinché il loro naturale sviluppo si compia dobbiamo preparare un ambiente idoneo al bambino:

- Creare un'atmosfera distesa, priva di stress.
- Lasciargli spazio nell'espressione dei suoi istinti.
- Assumere un atteggiamento aperto nei suoi confronti.

Sarebbe un grosso errore non permettere ai figli di esprimere la loro indole e paragonarli a quello che non gli appartiene. Non è possibile pretendere dal figlio che segua le nostre orme, poiché non è detto che sarà così. Dobbiamo comunque predisporre dei progetti per lui, affinché abbia una corretta guida. Il potere che abbiamo di accompagnare nostro figlio nella crescita è una virtù dal valore altissimo. L'adulto conscio dei suoi pregi e dei difetti, accetta quelli di suo figlio con maggiore serenità. Possiamo dire che le qualità fondamentali per compiere un'educazione positiva sono: l'accoglienza, l'umiltà, la disponibilità, la pazienza, la pace, la calma, la serenità, la capacità di coinvolgere il bambino verso le attività, l'ascolto, l'empatia e l'osservazione.

> *"Il bambino è una sorgente d'amore; quando lo si tocca, si tocca l'amore."*
> *Maria Montessori*

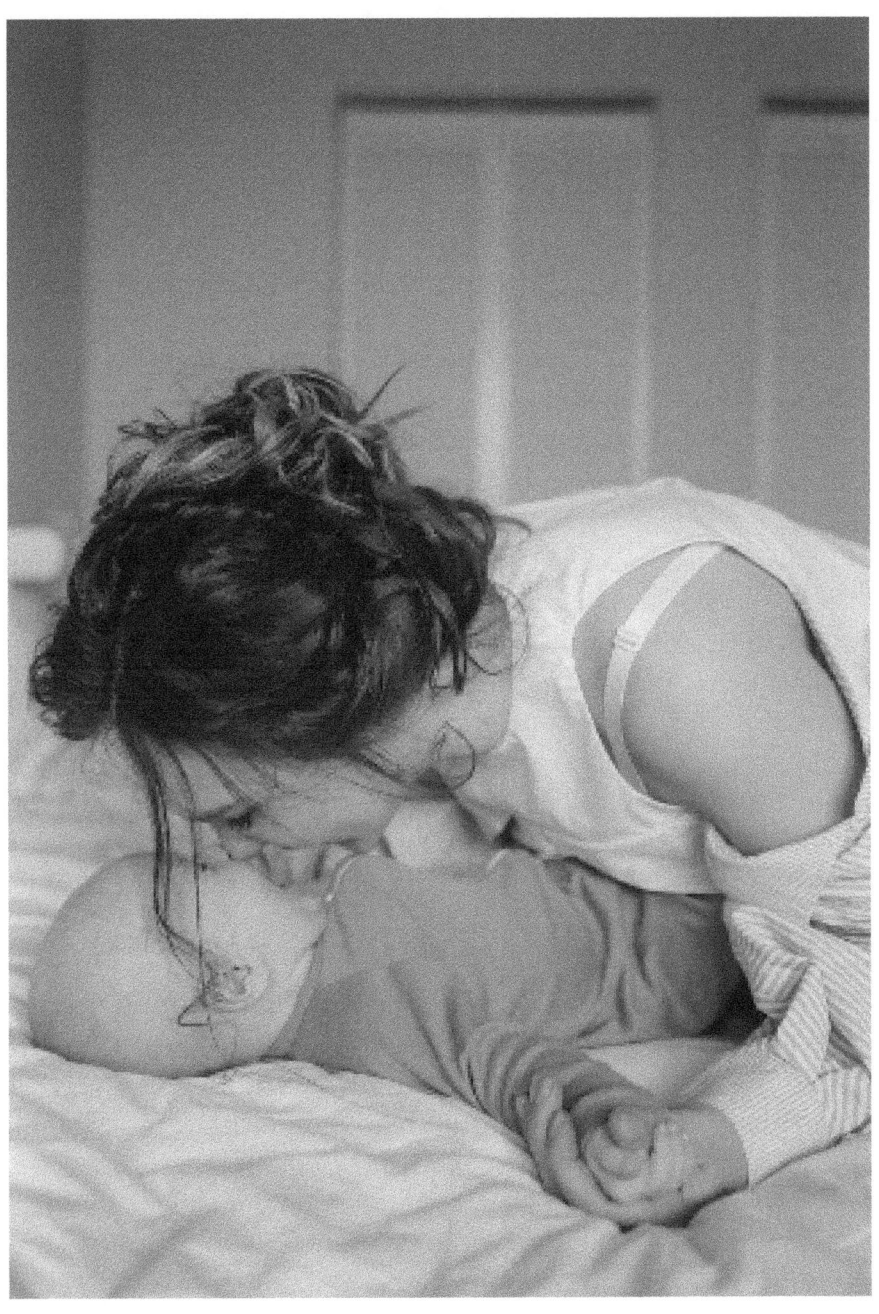

Le 3 fasi della relazione

Fase 1: da 0 a 8 mesi

Dopo la nascita bisogna costruzione una nuova relazione con il bambino, che sarà più mentale che fisica. L'attaccamento tra la madre ed il bambino diventa sempre più forte, e si instaura una relazione di fiducia con il padre. Il piccolo ha bisogno di ricevere amore anche attraverso l'espressione di uno sguardo. Avere una relazione positiva con la madre, condiziona in positivo anche le relazioni con le altre persone.

Il piccolo d'uomo, per realizzare sé stesso appieno, ha bisogno di sentirsi considerato attraverso le cure di chi lo ama. La relazione all'inizio è fatta di gesti: è nel modo in cui culliamo il bimbo tra le braccia, o mentre gli cambiamo il pannolino, lo vestiamo e gli diamo nutrimento. Massaggiarlo e coccolarlo è il modo prezioso di dirgli che lo amiamo; è il migliore dei mezzi di cui disponiamo per entrare in empatia con lui. Infine, il legame si sviluppa grazie al linguaggio e alla comunicazione. Ogni attimo passato insieme è un'opportunità di comunicazione con il proprio bambino.

Un'attività ludica da svolgere insieme, il momento della pappa o del bagno, è tutto quello che vi serve per instaurare un rapporto di fiducia reciproca, alla base dei rapporti umani. Vivere questi momenti in armonia con tuo figlio, gli permetterà di sviluppare sicurezza e apertura nei confronti degli altri. Molti psicologi e pedagogisti insistono sull'importanza del legame simbiotico con la madre: il loro rapporto unico è una tappa fondamentale, e una volta conclusa, renderà il bambino indipendente e fiero.

Fase 2: da 8 a 15 mesi

Il bambino attraversa un periodo in cui si sente ansioso, con chi non conosce. Perciò l'adulto dovrà essere cauto, e senza fretta, farsi conoscere dal bimbo. Il modo migliore per farlo è con una comunicazione semplice e comprensibile per il piccolo: basterà stabilire con lui un contatto, guardarlo, toccargli le manine e sorridergli. Il bambino ha bisogno di creare una relazione con l'adulto prima di avere un contatto fisico ravvicinato. In questa fase, affidare tuo figlio ad uno sconosciuto non è più così facile. Non è una questione di timidezza, è un'espressione di prudenza che il bambino attua per difendersi.

Quando il piccolo comincia a conquistare la sua indipendenza, stando in piedi, possiamo invitarlo a compiere azioni quotidiane come iniziare a prendersi cura della propria igiene personale (lavarsi i dentini e le manine ad esempio). Bisogna fare in modo di renderlo protagonista attivo di questi gesti, che diventeranno poi automatici. Puoi insegnare al bambino a gettare il pannolino sporco, oppure a porre i vestiti sporchi nella lavatrice, con il tuo aiuto. Queste piccole azioni lo coinvolgono e lo fanno crescere: incoraggiano la sua autonomia e accrescono la sua autostima.

La dipendenza che il bimbo sviluppa in maniera spontanea verso l'adulto, è un processo naturale che aiuta lo sviluppo del piccolo individuo e una volta terminato, renderà il piccolo un individuo indipendente, capace di badare a sé stesso. Appena il bambino si muove in autonomia, è importante che il genitore lo introduca a collaborare, per rafforzare il loro rapporto. Rendendo il piccolo partecipe delle attività di routine, migliora l'autonomia.

Affinché il bambino possa svolgere i compiti e le azioni da solo, è necessario che svolga prima tali attività con un adulto. Il piccolo è affascinato da attività quotidiane come: affettare frutta, pulire il tavolo con una pezza, stendere gli abiti con le manine o usare un piccolo panno per pulire a terra. Le attività che svolge con gli altri, lo fanno sentire parte di una collettività e intensifica le sue relazioni.

Invitando nostro figlio a svolgere azioni pratiche, non dobbiamo aspettarci che le esegua in modo perfetto: l'essenziale è lanciarsi e fare pratica. Non dobbiamo far sentire sbagliato il piccolo che sperimenta; migliorerà con la pratica e acquisendo fiducia nelle sue capacità. In questa fase, lo scopo non è riuscire a fare le cose in completa autonomia, ma aiutare il bambino a costruire un pensiero organizzato al fine di realizzare un'azione. Grazie al tuo supporto amorevole di genitore, il tuo piccolo sarà guidato nel processo di apprendimento. Fai in modo che si senta fiero dei suoi progressi e delle attività che fate insieme. L'obiettivo è la sua soddisfazione!

Predisporre un ambiente ideale a soddisfare i bisogni del bimbo, significa aiutarlo nel processo di organizzazione delle attività all' interno dello spazio. Collaborando con un adulto, il bambino si sviluppa su un piano motorio, fisico, psicologico ed emotivo.
La sua autostima cresce e si sente pronto ad affrontare la vita. Rendere i bambini partecipi di attività quotidiane e coinvolgerli con entusiasmo, li aiuta a fare passi avanti, nel loro spontaneo sviluppo, di modo che possano anche sentirsi liberi di prendere iniziative senza essere ostacolati. Il fanciullo necessita di stimoli, di maneggiare oggetti veri e non solo giocattoli. Ha bisogno di vivere esperienze reali, affinché si affacci alla vita.

Fase 3: da 15 mesi a 3 anni

In questo periodo il bambino aumenta gli esercizi fisici, si sforza per raggiungere risultati migliori. Vuole superare delle sfide che richiedono forza ed impegno notevoli: ha voglia di fare lunghe passeggiate, di spostare oggetti pesanti e di arrampicarsi. Maria Montessori definisce tali sforzi con il termine *"massimi sforzi"*. Il piccolo si sentirà libero di sperimentare lo sforzo se può agire senza ricevere pressioni esterne. Capita spesso che il genitore non comprenda i bisogni del bimbo. Capita che l'adulto inibisca questi comportamenti, per paura che il proprio cucciolo vada incontro ad un pericolo.

Nelle sfide che il piccolo si prefigge di superare, vengono messe alla prova caratteristiche come la forza, l'impegno ed una buona dose di coraggio. Quando il suo lavoro volge al termine, il bimbo si sentirà fiero di sé, provando soddisfazione per il lavoro svolto. Queste sensazioni sono importanti, perché arricchiscono la sua capacità di agire in determinati contesti. Perciò è fondamentale per il fanciullo portare a termine le attività intraprese, affinché ne tragga benefici e sentimenti positivi, bagaglio che lo aiuterà a concretizzare la sua personalità.

Lo sforzo e l'impegno accrescono l'autostima del piccolo e la sua realizzazione psicologica. L'adulto che diventa consapevole dei bisogni di suo figlio, si dimostra maggiormente rispettoso delle iniziative che il piccolo vuole intraprendere. Ogni tipo di attività svolta dal piccolo deve essere affrontata con un adulto che vigili attentamente, con scrupolo. L'adulto può incoraggiare il bimbo, lasciandogli però raggiungere gli obiettivi in autonomia.

Una volta vinta la sfida, grazie a duro impegno e perseveranza, il bambino comprende che può essere necessario sforzarsi di più per raggiungere qualcosa, ma che con il giusto impegno può arrivare alla meta. Questo insegnamento accompagnerà il bimbo nel suo percorso di vita, e lo renderà più coraggioso e pronto ad affrontare le prove. Viviamo in un periodo storico, in cui è facile che la nostra vita subisca stravolgimenti rilevanti. Migliorare la capacità di reagire alle sfide, agli ostacoli e allo sconforto sarà utile anche nel percorso di vita adulta.

Nonostante sia comprensibile che il genitore metta un freno agli sforzi massimi eseguita dal bambino, deve imparare ad evitare frasi che lo possano scoraggiare nelle avventure e sfide con le quali vuole mettersi alla prova. Un genitore, si sa, vuole fare del suo meglio per assicurare protezione al figlio, ma bloccando le sue iniziative inibisce una parte di lui. Occorre mettere da parte la paura e l'eccessiva protettività, per incoraggiare gli sforzi dei nostri figli, facendoli sentire protetti dal nostro amorevole sguardo.

Lo sguardo ha un ruolo fondamentale nella relazione con il figlio e nella comunicazione. Attraverso lo sguardo si entra in contatto profondo, comunicando molto più di quello che si riesce a dire con le parole. Nella mia esperienza, ho imparato che comunicare con lo sguardo mi consente di entrare in empatia con i bambini, riuscendo a farmi capire meglio. Non dimentichiamoci che uno sguardo conta più di tante parole, ed ha il potere di sintonizzare due individui sulla stessa frequenza.

Come creare una relazione di qualità col bambino

Desideri crescere un bambino felice, sano ed educato? Il segreto è stringere con il tuo cucciolo un legame saldo e sincero. Dire ai nostri figli che li amiamo, non basta. Affinché il nostro amore possa toccare il cuore di nostro figlio, dobbiamo concretizzarlo con la pratica, giorno dopo giorno. Amore in azione, è il termine che indica come prestare attenzione a ciò che accade all'interno della relazione; imparare a vedere attraverso la prospettiva del bambino e ricordare sempre che nostro figlio è il dono prezioso che la vita ha deciso di regalarci, per questo dobbiamo averne la massima cura.

Occuparsi pienamente di un altro essere umano, richiede molto impegno. Tuttavia se siamo presenti negli attimi trascorsi con il nostro bambino, scopriamo che ci dà energia e ci fa sentire più vivi. Essere vicini a un altro essere umano richiede un grosso lavoro, e quasi tutti i genitori che ormai hanno cresciuto i loro figli, dicono che vorrebbero aver trascorso più tempo con loro.
Essere presenti, significa prestare loro attenzione. Come per il matrimonio o per l'amicizia, la relazione con il proprio bambino, si nutre e prospera grazie alle attenzioni positive.

Attenzione = Amore.

Ogni cosa con cui entriamo in contatto fiorisce e cresce grazie alle attenzioni e alle cure che gli dedichiamo. Per attuare questo tipo di attenzioni, c'è bisogno di tempo. Il segreto di un grande legame è nascosto nella quantità del tempo trascorso insieme, e nel focalizzarci ogni giorno nella cura del nostro cucciolo.

- *Iniziare bene fin dal principio.*

La vicinanza del rapporto genitore-figlio è il risultato di quanto i genitori sono legati ai loro figli, fin dalla nascita. Molte ricerche hanno dimostrato che un genitore che si prende una pausa dal lavoro, per trascorrere più tempo con il proprio bambino subito dopo la nascita, riesce ad instaurare con suo figlio un rapporto più genuino e forte. Gli esperti nel rapporto tra genitori e figli, spiegano come un genitore che si lega al suo pargolo nella fase neonatale, rimanga più vicino a lui per tutta la vita.

- *Tutte le relazioni richiedono lavoro.*

I buoni rapporti genitori-figli non nascono dal nulla, così come i buoni matrimoni. Biologicamente siamo programmati per amare i nostri bambini incondizionatamente. Se questa affermazione non fosse veritiera, la specie umana, si sarebbe estinta tempo fa. Tuttavia, con la crescita, i piccoli hanno bisogno di costruire nel legame con la madre e il padre, una fortezza che la vita e le sfide non possano erodere. I bambini amano automaticamente i loro genitori. Finché noi adulti riusciamo a gestire con la presenza, il rapporto con loro, possiamo mantenere forte il legame.

- *Dare la priorità al tempo con il bambino.*

Nella relazione con tuo figlio, la quantità del tempo trascorso insieme è fondamentale. Senza quantità, non c'è qualità. Non ci si può aspettare un buon rapporto con il proprio bambino, se si dedicano troppe ore al lavoro o ad altri impegni. Nonostante sia difficile gestire il tempo di cui disponiamo, dobbiamo compiere uno sforzo importante per estrapolare tempo libero da dedicare in piena presenza e consapevolezza alla famiglia e ai nostri figli. Il tempo che scegliamo di dedicare loro, è il valore più prezioso a nostra disposizione.

- *Fondare la relazione sulla fiducia.*

La fiducia è alla base di ogni buon rapporto; il tutto inizia nel periodo dell'infanzia. Quando il neonato viene alla luce, si affida completamente alle cure, e alle attenzioni dei genitori. Infatti il bambino è totalmente dipendente da loro, per soddisfare le sue esigenze emotive e fisiche. Con il passare del tempo, l'adulto si guadagna la fiducia dei figli in altri modi, ad esempio prendendo impegni con suo figlio. Allo stesso tempo, la fiducia che i figli ripongono nei genitori, aumenta quando si sentono apprezzati, e stimate nelle scelte che fanno. Confidiamo nel naturale potere dello sviluppo umano, per aiutare il nostro bambino a crescere, imparare e maturare.

- *Incoraggiare, incoraggiare, incoraggiare.*

Pensate al bambino come ad un fiore, programmato per nascere, crescere e sbocciare, mostrandosi radioso. Se la pianta ha foglie marroni, considerate che potrebbe avere bisogno di soddisfare delle esigenze; ad esempio potrebbe aver bisogno di più luce, più acqua o più fertilizzante. Le critiche e le urla non servono a raddrizzare la pianta e farla crescere bene. I bambini formano la loro visione di sé stessi e del mondo ogni giorno. Hanno bisogno del nostro incoraggiamento per vedersi come persone buone e capaci di fare cose buone. I vostri figli, hanno bisogno di sapere che siete dalla loro parte.

- *Rispetto reciproco.*

Sembra un discorso abbastanza ovvio, no? Spesso, però, proprio con i nostri figli, dimentichiamo di mettere in pratica il rispetto. Ponendo dei limiti al bambino con rispetto ed empatia, imparerà a relazionarsi con gli altri applicando il rispetto.

- *La relazione cresce attraverso le interazioni quotidiane.*

Per costruire un solido rapporto con tuo figlio, non hai bisogno di grandi cosa da fare. La buona - e la cattiva - notizia è che ogni interazione crea, rafforza o danneggia il rapporto. Azioni come fare la spesa insieme, il momento del bagnetto oppure del gioco, sono importanti, tanto quanto discutere di fronte ai problemi. Tuo figlio non vuol condividere il suo giocattolo, andare a letto, o fare i compiti? Il modo in cui gestisci i suoi comportamenti, è un mattone alla base della tua relazione permanente. Per questo vale la pena imparare a gestire anche le situazioni che possono farti innervosire. Le interazioni ripetute tendono a dare inizio ad uno schema. La critica ripetuta non è la base per una relazione sana con qualcuno che si ama.

- *Resistere all'impulso di essere punitivi.*

Come ti sentiresti se qualcuno ti ferisse, minacciasse o umiliasse e dicesse di farlo *"per il tuo bene"*? I bambini hanno bisogno della nostra guida, ma punire il piccolo di fronte ad ogni suo errore o richiesta, consuma e danneggia il rapporto. Le urla e le critiche vi rendono genitori cattivi agli occhi di vostro figlio; per avere una relazione di successo con tuo figlio, devi saper ascoltare, e comportarti con assertività ed empatia.

- *Ristabilire il contatto dopo ogni separazione.*

I genitori rappresentano un'ancora, un punto di riferimento, al quale i bambini si aggrappano e restano saldi durante la crescita. Capita spesso che il genitore affidi suo figlio a qualcuno che lo sostituisca in diversi ambiti e momenti del giorno. Il piccolo si trova pertanto ad interagire ed instaurare relazioni esterne al contesto domestico. Si rapporta con la baby sitter, l'educatore, l'insegnante, o i suoi coetanei.

Quando sei presente con tuo figlio, concentra le tue energie non tanto sulla presenza fisica quanto su quella emotiva.

- *Restare a disposizione.*

Essere disponibili è un modo infallibile per vivere le fasi salienti della giornata del bambino. Parlare con lui, giocare o anche solo essere presenti fisicamente, è un'ottima occasione per dar vita all'interazione con lui. Se ad esempio stai preparando la cena e tuo figlio sta svolgendo le sue cose, la vicinanza vi permetterà di interagire e coinvolgere l'uno nelle attività dell'altro. L'arrivo dell' era tecnologica, ha limitato persino le interazioni all'interno del contesto familiare. Per questo è importante trovare il modo di essere disponibili e attenti a captare ogni eventuale richiesta del bimbo. La parte più profonda dell'essere disponibili è nello stato d'animo. Il bambino infatti, percepisce la disponibilità emotiva, e non solo la presenza fisica dell'adulto.

"Una prova della correttezza del nostro agire educativo è la felicità del bambino."
Maria Montessori

Come preparare un ambiente adatto al bambino

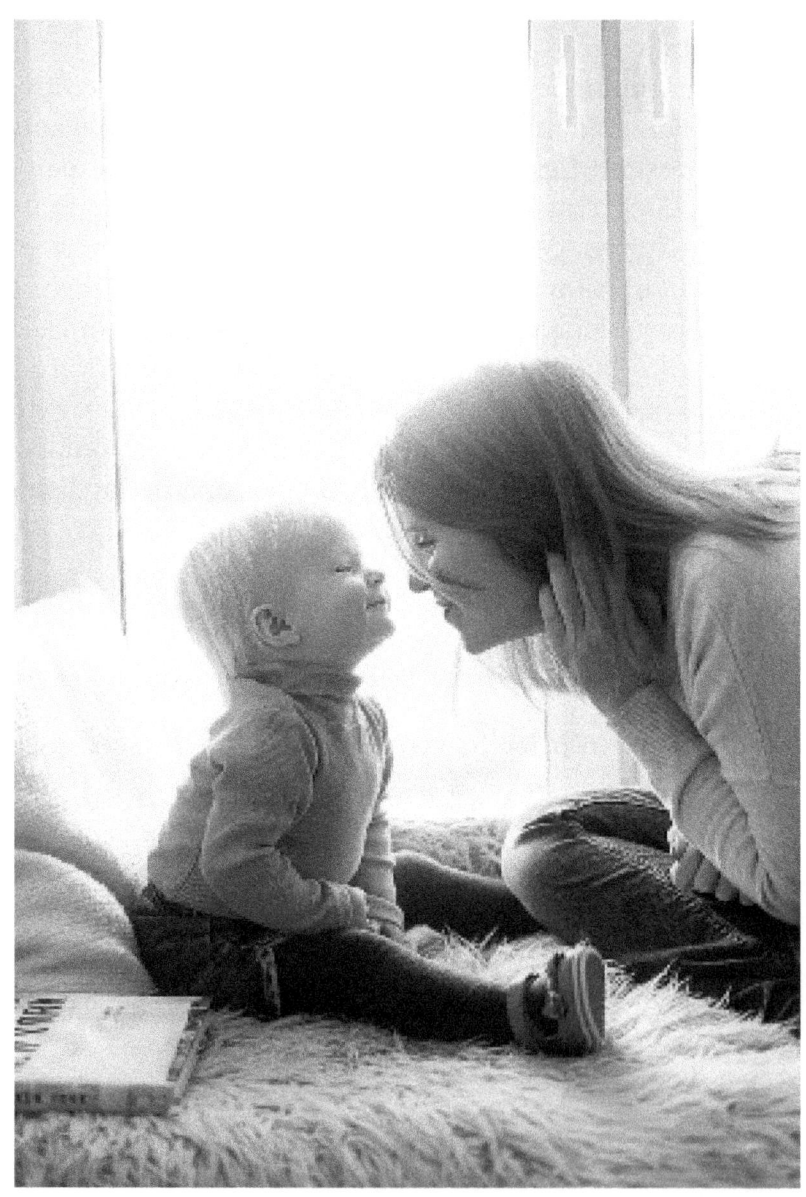

L'idea che Maria Montessori ha dell'ambiente, è che tutto quello con cui il bambino entra in contatto lo avrebbe facilitato, al fine di massimizzare l'apprendimento indipendente e l'esplorazione. L'ambiente tranquillo e ordinato punta a favorire il movimento e l'attività. I bambini, sono quindi liberi di scegliere e di lavorare alle attività che preferiscono, secondo i loro ritmi. Sperimentano un mix di libertà e autodisciplina, guidati in un ambiente fatto su misura per loro. Ci sono generalmente sei principi, dell'ambiente Montessori, che voglio esaminare insieme a te.

- *Libertà*

Maria Montessori considerava essenziale che il bimbo si sentisse libero di farsi guidare, seguendo gli istinti naturali, sviluppando il suo potenziale, scoprendo il mondo che lo circonda. Il piccino sperimenta la libertà nell'ambiente ideato per lui. Così è libero di esprimersi manifestando la socialità, il movimento, la scoperta. La libertà porta in ultima analisi la possibilità di scelta.

- *Struttura e ordine*

Struttura e ordine sembrano contro-intuitivi rispetto alla libertà sopra citata, ma non è così. Maria Montessori riflette il senso della struttura e dell'ordine nell'universo. Utilizzando l'ambiente montessoriano come microcosmo all'interno di un universo, il bimbo comincia ad interiorizzare l'ordine che lo circonda, dando così un senso al mondo in cui vive. Montessori ha dichiarato che esiste un periodo sensibile per l'ordine che si verifica tra 1-3 anni di età. È allora che il bambino comincia a trarre conclusioni sul mondo che lo circonda. Se non c'è ordine nel suo ambiente, il senso della ragione del bambino può essere spento, poiché non sarà in grado di convalidare le sue conclusioni. Questo non significa che la routine non possa cambiare, ma ogni piccolo cambiamento deve essere considerato con attenzione.

- *Bellezza*

L'ambiente Montessori punta anche sulla bellezza, e dovrebbe suggerire una semplice armonia, riflettere pace e tranquillità. Questa atmosfera è facilmente percepibile sia dai bambini che dagli adulti.

- *Natura e realtà*

Montessori aveva un profondo rispetto e riverenza per la natura. Nella sua formazione suggeriva di portare i bambini a contatto con la natura, invece di tenerli confinati all'interno della classe. Perciò i materiali naturali sono preferiti nell'ambiente preparato.

- *Ambiente sociale*

Dove c'è libertà di interagire, i bambini imparano a incoraggiare e sviluppare un senso di compassione e di empatia per gli altri. Man mano che i bambini si sviluppano, diventano socialmente più consapevoli, preparandosi a lavorare e a giocare in gruppo. Questa interazione sociale è sostenuta in tutto l'ambiente ed è incoraggiata dalla natura delle classi multietniche.

- *Ambiente intellettuale*

Se gli aspetti appena elencati non sono riconosciuti, l'ambiente intellettuale non raggiungerà il suo scopo. L'ambiente studiato da Montessori, permettere lo sviluppo dell'identità del piccolo a 360 gradi, non solo relativamente al suo intelletto.

Attraverso materiale sensoriale adeguato allo sviluppo, i bambini hanno la libertà di sviluppare appieno il loro potenziale unico, attraverso un ambiente di apprendimento progettato con cura per le loro esigenze. Riepilogando, il metodo Montessori si fonda su questi aspetti fondamentali, relativamente all'ambiente:

- A misura di bambino per ottimizzare l'accessibilità
- Utilizzo di oggetti reali
- Semplice
- Ordinato
- Pulito
- Giocattoli minimi
- Rotazione dei giocattoli e del materiale didattico
- Socialità
- Intellettualità
- Esteticamente piacevole

> *"Il bambino è un corpo che cresce e un'anima che si svolge."*
> Maria Montessori

La cameretta

Quando si tratta di allestire una cameretta da letto, secondo il metodo Montessori, non è necessario assumere un esperto di design. Infatti, la semplicità è la chiave di questo stile.

Colori e illuminazione
La camera da letto Montessori è tipicamente di colore neutro, dipinta di bianco o in tonalità tenui. Tonalità che promuovono un senso di calma, permettendo a oggetti vibranti come foto e opere artistiche di attirare l'attenzione del bimbo. Si consiglia di illuminare la stanza con luci calde e morbide, non abbaglianti. Le tonalità oscuranti lungo le finestre contribuiscono a creare un ambiente scuro e accogliente per il sonnellino.

Il letto
Assicuratevi che il letto non sia direttamente adiacente ad una presa d'aria. Per garantire la sicurezza dei neonati al di sotto dei sei mesi, il letto dovrebbe addirittura essere privo di coperte, cuscini, paraurti e animali di peluche.

Un'area per il cambio
Molti genitori optano per un comò, un opzione salva-spazio che tiene i vestiti e i pannolini in un unico posto. Assicuratevi che il bambino abbia tutto quello che gli serve a sua disposizione, e visionatelo mentre gioca e svolge le attività da solo. Per tenere il neonato occupato, mettetegli vicino un sonaglio, un giocattolo da poter afferrare, oppure montate uno specchio infrangibile lungo il muro. Quando il bambino diventa più grande installate nell'armadio un settore inferiore, per permettergli di scegliere i

vestiti da solo. I ganci a muro posizionati all'altezza di bambino, funzionano bene per appendere oggetti di utilizzo quotidiano.
È possibile includere uno spazio per la cura personale del tuo bambino, posizionando lo specchio alla parete (alla sua altezza), insieme ad una spazzola per capelli e fazzoletti.

Gestione dello spazio
Mettete un tappeto nella stanza, insieme a un ripiano basso con lo spazio per i giocattoli e i libri. Per i neonati, esponete alcuni giocattoli o fotografie di famiglia. Una volta che il bambino può muoversi in autonomia, gattonare o camminare, tenete un cesto di libri sullo scaffale, insieme ai giocattoli adatti all'età. Ogni 7-14 giorni spostate l'ordine degli oggetti, in modo che il bambino disponga sempre di qualcosa di nuovo, fresco ed emozionante che catturi la sua attenzione e stimoli la sua creatività.

Arredamento delle pareti
I volti, soprattutto quelli dei suoi familiari, sono particolarmente attraenti per i neonati e i bambini, il che rende le foto di famiglia un'ottima opzione per l'arredamento delle pareti. Anche disegni, forme colorate e immagini di animali sono per lui infinitamente affascinanti. Fissate le foto con la cornice alla parete, tenendo presente la prospettiva del vostro bambino. Il mio consiglio è di sostituire i pannelli di vetro con il plexiglass per sicurezza.

Espansione oltre la cameretta
Man mano che il vostro bambino cresce e matura, il loro mondo si espande oltre la camera da letto, verso altre parti della casa. L'alimentazione, ad esempio, avrà luogo in cucina oppure in sala da pranzo. Il movimento e il gioco si estenderanno al soggiorno e al cortile. Quindi, la cameretta da letto diventerà un luogo per vestirsi e dormire.

La cucina

Quando si iniziano ad applicare i principi montessoriani a casa, ogni stanza risente della sua influenza, e anche la cucina non fa eccezione. Una cucina montessoriana, è fatta da un ambiente che invita il bambino a partecipare alle attività di vita reale come la preparazione del cibo o alle pulizie. Dovrebbe permettere al bambino di muoversi liberamente, incoraggiare l'indipendenza, insegnare le buone maniere a tavola e cenare con cortesia. Per esempio, potete insegnare al vostro piccolo a:

- aiutare a preparare la tavola
- lavare le mani prima di ogni pasto
- mangiare composto ed educatamente
- utilizzare gli utensili corretti
- dire "grazie" o "sì, per favore".

Idee per una cucina Montessori

È essenziale non dimenticare di stare affianco al bambino, nelle attività, per non esporlo al rischio e al pericolo. Prestate dunque la massima attenzione ai fornelli, al bollitore e ai coltelli. Ecco alcune attività, da svolgere insieme a tuo figlio:

- osservare insieme il processo di cottura
- lavare la frutta (l'acqua corrente è sempre divertente)
- sbucciare e affettare frutta e verdura
- mescolare gli ingredienti
- impastare
- lavare i piatti

- caricare e scaricare la lavastoviglie
- versare l'acqua per bere
- apparecchiare la tavola
- pulire dopo aver pasteggiato

Fornire la cucina di piattaforma rialzata
Utilizzare una piattaforma rialzata è uno dei primi passi da fare per rendere la cucina un luogo a misura di bambino. Il piccolo ama curiosare in cucina e vedere cosa succede sopra il bancone dove si preparano i pasti. Una volta che vostro figlio raggiunge il vostro stesso livello, grazie ad una piattaforma rialzata, ci sono infinite possibilità di coinvolgerlo in varie attività in cucina. Una buona idea è quella di utilizzare una torre di apprendimento in quanto sicura e comoda.

Rendere le cose accessibili
Utilizzate un armadio, un ripiano basso o un semplice cassetto inferiore per riporre tutti gli strumenti, i piatti e gli utensili che il vostro bambino può utilizzare. La superficie superiore di uno scaffale può servire come *"luogo di merenda"* dove stipare snack salutari e un distributore d'acqua, in modo che il piccolo possa servirsi da solo di una bevanda.

Utilizzare posate e bicchieri veri
Invece di utilizzare bicchieri, posate e piatti di plastica, è meglio usare oggetti fatti di materiali reali, a misura di bambino. Per i più piccoli, va benissimo usare tazze d'acciaio e coltelli di legno.

Fornire materiale per la pulizia
Il metodo Montessori rende il bambino consapevole all'interno del suo ambiente. Affinché questo progresso possa attuarsi, il

piccolo dovrà svolgere attività pratiche di vita come spazzare e pulire il tavolo. La cucina è un ottimo punto di partenza, perché c'è sempre qualcosa che deve essere curato. Tutto ciò che serve è fornire gli strumenti giusti: una paletta per la polvere a misura di bambino, una spazzola e della stoffa; al vostro piccolo piacerà prendersi cura del resto.

Un seggiolone o un tavolo per lo svezzamento
Il seggiolone permette a vostro figlio di far parte del *"tavolo dei grandi"* con i membri della famiglia. Tuttavia, il seggiolone non permette al piccolo l'indipendenza di poter entrare e uscire da solo. Mentre il tavolo da svezzamento, offre più indipendenza. Il tavolo da svezzamento, ha però lo svantaggio di restare separato dal tavolo dei grandi, ed il bambino si trova ad un'altezza diversa rispetto al resto della famiglia.

Cucina gioco o reale?
Il problema, è che questa tipologia di cucina è solo una finzione - non rende il piccolo partecipe di attività reali e pratiche. Ciò non significa che le cucine giocattolo non siano valide, purché non siano un sostituto della cucina reale. In alternativa, potete procurarvi un semplice mobiletto in legno simile ad una cucina, sostituire il finto rubinetto dell'acqua con un distributore idrico reale, ed usare gli scaffali per riporre utensili da cucina, che il vostro piccolo può usare per aiutarvi a cucinare.

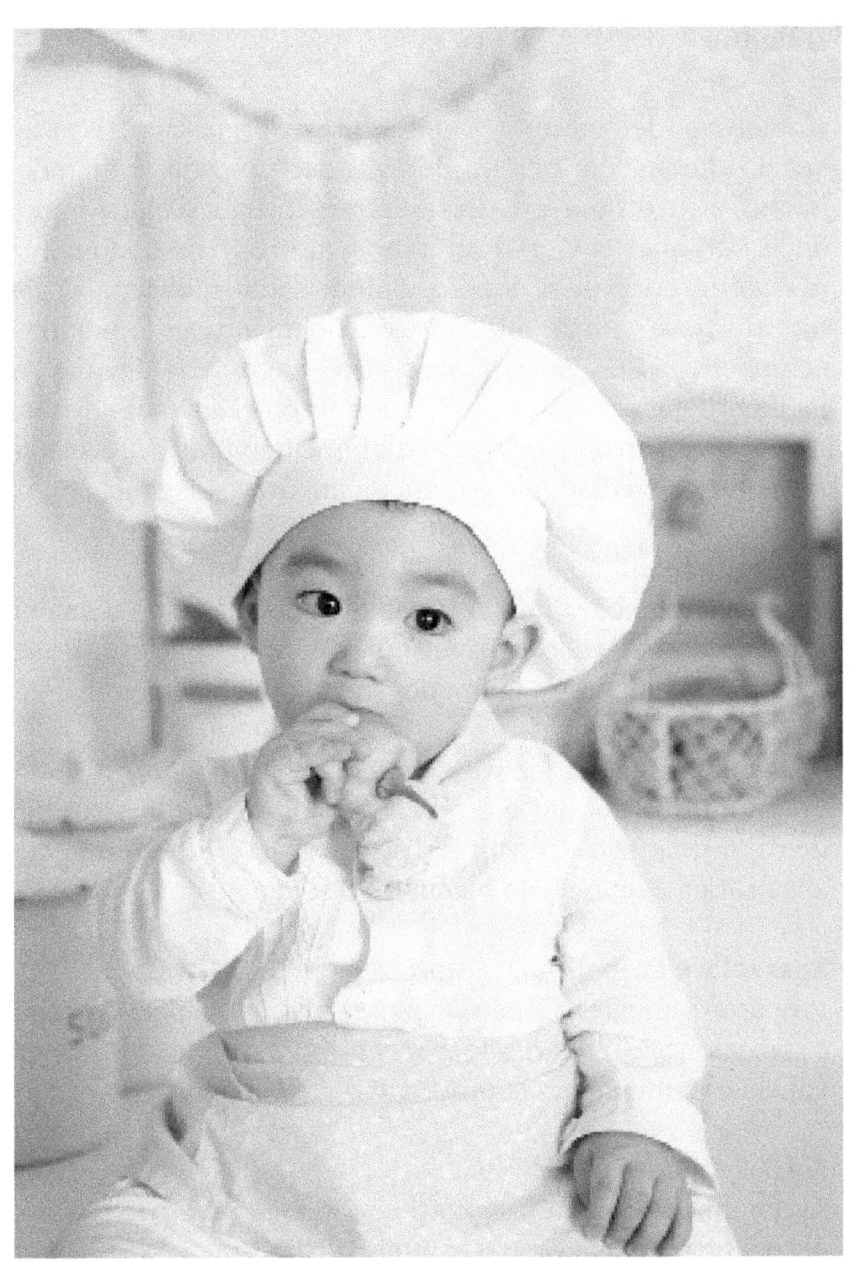

Il bagno

L'obiettivo del metodo Montessori è preparare la casa e lo spazio domestico, per rendere i nostri piccoli indipendenti. Il bagno è un'ottima opportunità per insegnare loro importanti abilità utili per la vita. Il bambino è motivato in modo naturale, a prendersi cura di sé stesso, quindi sarà entusiasta di farlo. Il piccolo deve essere introdotto ad ogni processo, suddiviso in semplici passi. Tutti i materiali necessari devono essere facilmente accessibili e posti in contenitori a misura di bambino. Dopo aver introdotto ogni abilità, il bambino avrà bisogno di fare pratica. Vediamo le attività da imparare insieme

Lavare le mani
Fornire al bambino una bottiglia di sapone liquido o una piccola saponetta sul lavello. Potreste prendere in considerazione l'uso di uno sgabello per raggiungere l'acqua più facilmente.

Spazzolare i denti
Preparate un vassoio con i prodotti necessari: lo spazzolino da denti, il dentifricio, un timer per calcolare il tempo necessario alla pratica e un piccolo bicchiere d'acqua.

Spazzolare i capelli
Preparare un vassoio con una spazzola per capelli e un pettine, e posizionarlo vicino allo specchio. La pratica di sciogliere i capelli è molto amata soprattutto dalle bambine.

Soffiare il naso
Avere una scatola di fazzoletti accessibile per vostro figlio. Se vi preoccupate che il vostro bambino si diverta un po' troppo e che usi eccessivamente la carta, potete ridurre il quantitativo.

Lavare i capelli
Il biberon permetterà al vostro bambino di versare il suo sapone senza svuotare l'intera fornitura. Potete usare un piccolo cestino di plastica oppure un vassoio per riporre le scorte. Uno specchio a ventosa permetterà al bambino di vedersi riflesso, durante il lavaggio - durante questa pratica è necessario assistere il bimbo ed aiutarlo nel risciacquo. Se avete abbastanza spazio riponete gli oggetti su un ripiano, affinché siano a portata di mano.

Il resto della casa

Quando si tratta di implementare i principi Montessori in casa, la maggior parte dei genitori è incuriosita dall'idea, ma non sa da dove iniziare. Prima di apportare modifiche alla casa, bisogna che l'adulto cambi mentalità. Il genitore deve iniziare a capire che i figli, sono capaci di realizzare più di quanto non si creda, anche i più piccoli. Una volta riconosciuto questo, si può iniziare ad apportare piccole modifiche in casa, per adeguarsi al metodo Montessori.

Organizzare l'ambiente
Quando si stabilisce un luogo per ogni cosa, il bambino impara rapidamente l'ordine. Questo strumento insegna al bambino, ad essere responsabile delle sue cose e a sistemare il disordine. Per far sì che il bambino possa rendere ordinato l'ambiente, dovete rendere le cose il più accessibili possibile per il bambino.
L'approccio Montessori incoraggia i genitori a stimolare i figlio, ruotando giocattoli e libri a sua disposizione, ogni 1-2 settimane. L'obiettivo è di mantenere viva la loro curiosità e di prevenire la

noia. Si entusiasmano di fronte ai dinosauri? Allora includete un cestino di dinosauri, oltre ad alcuni libri idonei alla sua età. Ogni argomento che possa interessare al bambino, è la chiave del suo successo, che lo incoraggia ad esplorare ed essere creativo.

Favorire l'apprendimento di nuove abilità
Anche i più piccini riescono a svolgere tante attività dentro casa. Insegnando loro a prendersi cura di sé e del loro spazio, farà in modo che diventi un adulto premuroso. Ciò significa che, come genitore, potreste aver bisogno di tempo per insegnargli come pulire correttamente la tavola dopo un pasto, o come riporre le stoviglie. La mente del bimbo è straordinariamente ricettiva così imparerà presto a svolgere questi compiti in autonomia.

Ricordate di far corrispondere i compiti all'età e alle capacità. Ad esempio, i bambini più piccoli sono perfettamente in grado di imparare ad innaffiare le piante, a dar da mangiare agli animali domestici, a pulire la tavola dopo i pasti e a raccogliere i loro giocattoli. I bambini più grandi possono iniziare a portare fuori la spazzatura, preparare pasti ed occuparsi della manutenzione di base di casa.

Insegnare la concentrazione
Secondo il metodo Montessori, concentrarsi è un'abilità che si può iniziare a coltivare nel bambino quando è giovane. Lo si può fare identificando quello che gli interessa e impostandolo con i materiali e lo spazio di cui ha bisogno. Quando si inizia, molte volte si suppone erroneamente che dare spazio al proprio figlio significhi dargli una zona isolata, lontana dal resto della famiglia. Questo non è vero. Mentre alcuni bambini hanno bisogno di più solitudine, è importante capire come vostro figlio lavora meglio.

Ad alcuni bambini piace lavorare al tavolo della cucina al centro della casa. Altri preferiscono la solitudine della loro camera da letto o un angolo tranquillo della stanza dei giochi. Se avete in programma di implementare i principi Montessori nell'ambiente domestico per il bambino, ecco un elenco di cose da fare:

- Conservare gli indumenti in cassetti o cestini e spostare l'asta dell'armadio all'altezza degli occhi, in modo che il bambino possa raggiungere i suoi indumenti.

- Posizionare sgabelli in cucina e in bagno per consentire al piccolo di lavarsi le mani ed aiutare a preparare i pasti.

- Separate i giocattoli in vari cestini, in modo che restino separati e siano facili da trovare senza passare al setaccio mucchi di altri giocattoli.

- Conservare gli spuntini in frigorifero o nella dispensa, in modo che il bambino possa procurarseli da solo.

- Stipare le bevande in piccole brocche situate sul ripiano inferiore del frigorifero, con tazze adatte al bambino. Può servirsi le bevande da solo quando ha sete. Ricordate di lasciare una spugna nelle vicinanze, così che possa pulire dove sporca.

- Tenere libri e giocattoli su scaffali bassi; tenerli su uno scaffale basso permetterà al vostro bambino di aiutarsi a fare ciò che attira la sua attenzione. Mettete ogni tipo di gioco in un cestino diverso, in modo che impari l'ordine da tenere.

- Appendere quadri ad altezza occhi. Qualunque stampa o disegno, è un modo efficace per esporre il bambino alla creatività e all'arte. Anche i neonati rispondono bene ad un ambiente Montessoriano in casa.

- La sicurezza prima di ogni cosa! Coprire prese elettriche e rimuovere gli oggetti che potrebbero far male al vostro bambino. L'obiettivo è quello di creare un ambiente che gli permetta di muoversi e di esplorare senza rischi.

- Creare aree di esplorazione, usando i box. da bambini. Si può pensare che il cancello sia un modo per limitare il piccolo nella libertà di movimento. In realtà è possibile usarli per far giocare il bambino nell'area progettata per l'apprendimento e l'esplorazione.

- Utilizzare mobili per bambini. Sostituite il seggiolone con un tavolino e le sedie piccole. Mettetelo in cucina o nella sala da pranzo - vicino al tavolo dove mangiano gli adulti. Usate questo strumento per i pasti principali, gli spuntini e le attività.

- Mettere i giocattoli sensoriali a portata di mano. Questi giochi possono stimolare lo sviluppo dei sensi del bimbo, attorno ai 6-12 mesi di vita.

- Appendere uno specchio basso per far divertire il bimbo che osserva i suoi movimenti riflessi, ed inizia a prendere confidenza con la sua immagine.

- Favorire l'interazione. Il miglior giocattolo per i bambini è l'interazione con l'adulto e con il mondo. Potete ascoltare musica insieme, leggere un libro e fare passeggiate nella natura.

- Una casa minimalista è meglio! Uno spazio minimalista è la chiave per una casa stile Montessori. Prendere qualche giocattolo e ruotarlo ogni 1-2 settimane e conservare gli altri, per sostituirli ed incuriosirlo.

Qualità del sonno

Indipendentemente dall'età, il sonno è una fase importante della giornata di una persona. È il momento in cui il corpo si rigenera e si ripristina, per il lavoro che deve svolgere il giorno seguente. Anche per i neonati è lo stesso. Il sonno è altrettanto importante per loro, se non più di un adulto. Dormire aiuta il bimbo nel suo sviluppo generale, e lo aiuta nel funzionamento delle capacità da sveglio. È importante ricordare che il sonno segue vari cicli, che sono suddivisi in fasi, per l'esattezza sono quattro.

Ogni ciclo di sonno dura circa 90 minuti ed è seguito da un ciclo R.E.M. (Rapid Eye Movement). Gli ultimi 2 cicli sono conosciuti come cicli di sonno profondo - sono importanti per lo sviluppo del cervello, perché durante questi periodi il corpo si rigenera e le cellule si riparano. È importante stabilire la routine e iniziarla il più presto possibile. La routine aiuta a formare abitudini sane che continueranno con la crescita del bambino. I neonati hanno abitudini imprevedibili relativamente al sonno ed è così fino a 3 mesi di vita circa. I neonati dormono più volte al giorno- sonno

che può variare da 15 minuti a quattro ore alla volta. Dopo i tre mesi di vita, i neonati iniziano ad organizzare meglio il sonno e fanno circa tre sonnellini al giorno. Il primo pisolino avviene tra un'ora e un'ora e mezza dopo il risveglio. Il secondo, può durare da un'ora e mezza a tre ore, e poi il terzo pisolino del giorno si verifica di solito nel pomeriggio, per circa un'ora. Bisogna tenere presente che ogni bambino è diverso e ognuno ha le proprie esigenze personali per quanto riguarda il sonno. Man mano che il vostro bambino cresce, le sue esigenze di sonno cambieranno, ma trarrà grande beneficio da una routine di sonno che avete contribuito a stabilire dalle prime settimane di vita.
Riepiloghiamo il tutto in tre punti:

- Da 0 a 3 mesi, i bambini dormiranno tra le 10 e le 18 ore al giorno, sonnellini compresi;
- 4-11 mesi, i bambini dormiranno tra le 9-12 ore di notte e faranno 1-4 sonnellini che vanno da 30 minuti a 2 ore al giorno, a seconda dell'età e delle esigenze personali;
- Entro un anno di età, i bambini dovrebbero dormire 11-14 ore al giorno, compresi i sonnellini.

L'alimentazione e lo svezzamento nella prima infanzia

Una buona nutrizione durante i primi 2 anni di vita è vitale per una crescita e sviluppo sani. L'avvio precoce di buone pratiche nutrizionali può aiutare i bambini a sviluppare modelli dietetici sani. Purtroppo, i moderni genitori sono soggetti a tanti tipi di consigli (spesso contraddittori) sulla nutrizione infantile. Ma con pochi semplici consigli si può essere sicuri di nutrire il bambino nel modo più sano possibile. Il primo anno di vita è un periodo particolare per la crescita del piccolo. Quello che mangiamo da neonati influenza fortemente il nostro peso corporeo a lungo termine, la nostra salute, il metabolismo, il sistema immunitario, e l'invecchiamento. Il neonato per i primi sei mesi di vita, può essere nutrito anche esclusivamente con il latte materno. Infatti il latte della madre è un mix di nutrienti ottimale per il piccolo. Provvede al cucciolo anticorpi, enzimi, fattori antimicrobici, e fattori anti-infiammatori che con agli acidi grassi, permettono lo sviluppo ottimale del cervello.

L'allattamento al seno aiuta i neonati a combattere le malattie (come le infezioni gastrointestinali e respiratorie) sia nella fase di sviluppo che in futuro; stimola il rilascio di ormoni benefici come l'ossitocina e la prolattina. Inoltre può aiutare la madre a perdere peso e a legarsi di più al suo bambino. Fino a circa 4-6 mesi, i neonati non riescono a digerire la maggior parte degli alimenti. I neonati sono pronti per gli alimenti solidi una volta che hanno raddoppiato il loro peso di nascita, a condizione che possano tenere la testa alta, sedersi su un seggiolone, aprire la bocca davanti al cibo e deglutire. Questo avviene di solito verso i sei mesi di vita.

All'inizio, si consiglia di offrire cibi solidi, in aggiunta al latte materno, e non come sostituto di esso. I primi alimenti *"solidi"* potrebbero essere anche semi-liquidi. Non abbiate fretta. La scienza suggerisce di testare un nuovo cibo ogni tre o quattro giorni. Questo vi dà il tempo di vedere come reagisce il piccolo. Se notate qualsiasi tipo di reazione negativa, come problemi respiratori, cutanei o gastrointestinali, aspettate 1-3 mesi prima di provare di nuovo con quel tipo di l'alimento. I cereali di riso con latte materno o latte artificiale, sono uno dei primi alimenti con cui il neonato si approccia.

Sono generalmente ben tollerati con basso potenziale di allergia. Tuttavia, i cereali di riso, affondano le loro radici nella tradizione piuttosto che nella scienza. Non ci sono forti prove che questa sia l'opzione migliore rispetto altri cereali a chicco singolo, ma vale la pena fare tentativi singolarmente. Le verdure sono ricche di sostanze nutritive e non sono dolci come la frutta. Le verdure bollite, come le patate dolci (batate), le barbabietole, le zucche e le carote, sono facili da cucinare e da schiacciare. Si suggerisce di introdurre la frutta dopo la verdura; se la frutta è il primo alimento che il bambino assaggia, potrebbe aspettarsi che ogni cibo abbia un sapore dolce. Questo è un fattore importante da considerare, visto che i gusti alimentari formatisi in età precoce possono persistere. Inoltre, il bambino non ha ancora la capacità di digerire il fruttosio efficacemente. Quindi, al fine di evitargli una diarrea esplosiva, si consiglia di moderarne l'assunzione.

Quando il bambino ha circa un anno, è possibile aggiungere un buon assortimento di alimenti, come ad esempio:

- avocado
- noci
- fagiolini
- asparagi
- purea di frutta fresca
- tuorlo d'uovo (nota: il ferro dei tuorli d'uovo non è ben assorbito)
- purè di lenticchie o fagioli (adeguatamente cotti)
- carne, pollo o pesce dal sapore delicato

Un ottimo sistema per rendere i cibi più digeribili, è quello di tritarli finemente, specialmente per la carne. Qualsiasi piccolo pezzo che non viene ben ingerito, può causare soffocamento.

Mentre il pesce è solitamente tollerato più facilmente dal bimbo, gli esperti hanno pareri discordanti su quando introdurre nella sua dieta crostacei e molluschi. Il consenso generale è quello di aspettare che il bambino sia un po' più grande. I molluschi sono un comune allergene infantile.

Gli esseri umani nascono con un'innata preferenza per il dolce - in natura il cibo zuccherato è fonte di energia. Un trucco da attuare può essere quello di mescolare le patate dolci o la frutta in alimenti meno dolci (come ad esempio le verdure più amare). Evitate il più possibile lo zucchero raffinato, soprattutto quello contenuto negli alimenti commerciali come gli snack e i succhi di frutta. Evitate anche il miele per il 1° anno di età: contiene batteri che il neonati non può gestire.

Può succedere che il bebè rifiuti di mangiare un dato alimento, e ciò va bene. Spesso i piccoli hanno bisogno di provare più volte nuovi alimenti prima di abituarsi ad essi. Cercate di trasmettere al bambino un'esperienza positiva e rilassate, che non sia per lui fonte di stress. Lasciatevi guidare dalle preferenze alimentari del piccolo, estendendo il suo repertorio con pazienza, ponendo attenzione alla qualità delle sostanze nutritive somministrate.
I neonati non fanno la spesa e non cucinano il cibo. Ciò significa che l'alimentazione dipende dai loro genitori e da chi si prende cura di loro. Riepilogando, ecco i consigli per iniziare al meglio con il vostro piccino:

- Se possibile, allattate al seno per almeno i primi sei mesi di vita del bambino;
- Se necessaria, integrate la vit. D e B12 dopo 2-3 mesi di vita (sotto controllo medico);
- A circa sei mesi, iniziate con alcuni alimenti solidi di base;

- Integrate all'inizio con i cereali di riso, poi le verdure, poi la frutta e poi con gli alimenti ad alto contenuto proteico;
- Introducete soltanto un nuovo cibo per volta per vedere come va;
- Scegliete cibi integrali: sono alimenti nutrienti e sazianti, e sviluppano preferenze di gusto appropriate;
- Seguite i segnali della fame del bambino e le preferenze alimentari, variegando i pasti con delicatezza e pazienza;
- Parlate con il medico riguardo l'integrazione di minerali, vitamine, omega-3 e altri;
- Scegliete prevalentemente prodotti biologici ed alimenti con livelli di pesticidi bassi.;
- Cercate di ridurre al minimo gli zuccheri aggiunti;
- Evitate il latte di mucca, soia e altri alimenti trasformati per il primo anno.

Come addestrare il tuo bambino al vasino in soli 3 giorni

Se avete deciso che vostro figlio è pronto per iniziare ad usare il vasino, congratulazioni! Per il bambino, l'uso della toilette è utile a sviluppare la sua indipendenza e aumenta la sua fiducia. Lo scopo *"dell'addestramento"* alla toilette è di insegnare al bebè, a riconoscere la sensazione corporea percepita prima di andare in bagno. La cosa più importante da ricordare è che l'allenamento al vasino è un processo, e che il bambino avrà degli *"incidenti di percorso"*. Con questo abbandonerete il pannolino in soli 3 giorni di pratica costante, per accogliere l'uso del vasino.

Prima di insegnare l'uso del vasino al piccolo, bisogna aiutarlo a familiarizzare con il gabinetto. Lasciate che il bambino venga in bagno con voi e mostrategli come si comportano gli adulti. La maggior parte dei bambini non vede l'ora di imparare l'uso del wc. Mostrategli come funziona lo sciacquone del bagno e come lavarsi le mani.

Per apprendere un sistema efficace per l'uso del vasino, avrete bisogno di tre giorni consecutivi in cui sarete a casa con il bebè.
Una volta che il bambino mostra segni di prontezza, portatelo in un negozio e scegliete insieme la biancheria intima. L'acquisto di biancheria intima colorata e con i loro personaggi preferiti, è un modo per invogliare il bambino ad indossarla. Preparate quindi psicologicamente vostro figlio, a dire addio ai pannolini. Quando inizierete l'allenamento, le mutandine saranno indossate in ogni momento, a meno che il bambino non stia dormendo.

Condividete il processo, non solo in famiglia ma anche con altri assistenti, come babysitter e parenti. Fate dei turni o rimanete insieme e sostenetevi a vicenda. È importante che tutti gli adulti e i membri della famiglia siano coinvolti. In questo modo, il bebè apprende che può usare il bagno con tutti, non solo con alcune persone o in determinate situazioni.

Giorno 1
Appena il bimbo si sveglia, toglieteli il pannolino. Sara così più facile per lui riconoscere la necessità di andare in bagno. Potete scegliere di mettere il vasino in soggiorno per un facile accesso. Questa è una scelta personale: alcune persone potrebbero voler mantenere tutte le attività del bagno nel wc. Fate ingerire acqua

e liquidi al bambino frequentemente, così che senta il bisogno di fare pipì spesso. Osservate attentamente i segnali e spronatelo a comunicare le sensazioni corporee percepite. Quando notate il segnale, portatelo subito in bagno per fargliela fare. Chiedetegli se deve usare il bagno ogni venti minuti - impostate un timer acustico per aiutarvi a scandire il tempo.

Assicuratevi che si lavi le mani dopo ogni tentativo, per instillare in lui abitudini sane. Fatelo provare ad usare il bagno in diversi momenti della giornata: dopo aver pulito un gioco, prima della merenda o del riposino, e quando è l'ora di andare a dormire. L'uso del bagno, diventerà in questo modo, parte della routine quotidiana. Cercate di limitare le esternazioni, senza enfatizzare eccessivamente i vostri stati d'animo. Alcuni piccini rispondono positivamente ad una celebrazione entusiasmante, mentre altri sono a disagio se presi sott'occhio. Altri invece, rispondono bene alle ricompense; potreste decidere di preparare una tabella con dei premi per incoraggiare l'uso del vasino.

Giorno 2 e giorno 3
Il processo del 2° e 3°, è sostanzialmente lo stesso del 1° giorno. Alcune persone rimangono dentro casa per tutti e 3 i giorni per consolidare il processo, mentre altre scelgono di avventurarsi all'esterno per brevi attività nel pomeriggio, il secondo e terzo giorno. Se uscite all'aperto, andate in un parco giochi o fate un attività nelle vicinanze e ricordatevi sempre di portare con voi un piccolo vasino portatile nel caso in cui il bambino si rifiuti di usare il bagno pubblico, come fanno alcuni bambini. Aspettatevi incidenti. Quando accadono, basta cambiare le mutandine e non criticare il piccolo, di modo che possa imparare liberamente.

Consigli per l'allenamento in bagno

- Fate usare il bagno al vostro bambino prima di uscire di casa e subito dopo l'arrivo a destinazione;

- Portate con voi più cambi di vestiti e biancheria intima quando uscite;

- Informate le persone che sono con lui (insegnanti, tata e parenti) dei segnali e del linguaggio che il bimbo esprime quando deve usare il vasino;

- Il bimbo è abituato a indossare il pannolino e stare senza è per lui una sensazione nuova. Può sentirsi scomodo o addirittura spaventato di fronte a questo cambiamento. Rassicuratelo mentre lo sostenete in questo processo.

Le moderne ricerche hanno dimostrato che reagire con rabbia o punendo il bimbo dopo un "incidente con il vasino", può creare nella sua mente un'associazione negativa con il wc, ostacolando il processo di apprendimento. Date fiducia al piccolo e credete nell'efficacia del metodo. È molto facile scoraggiarsi quando il bambino ha un incidente, ma una volta arrivato al terzo giorno e oltre, il bambino vi mostrerà di essere in grado di seguire il suo addestramento all'uso del vasino.

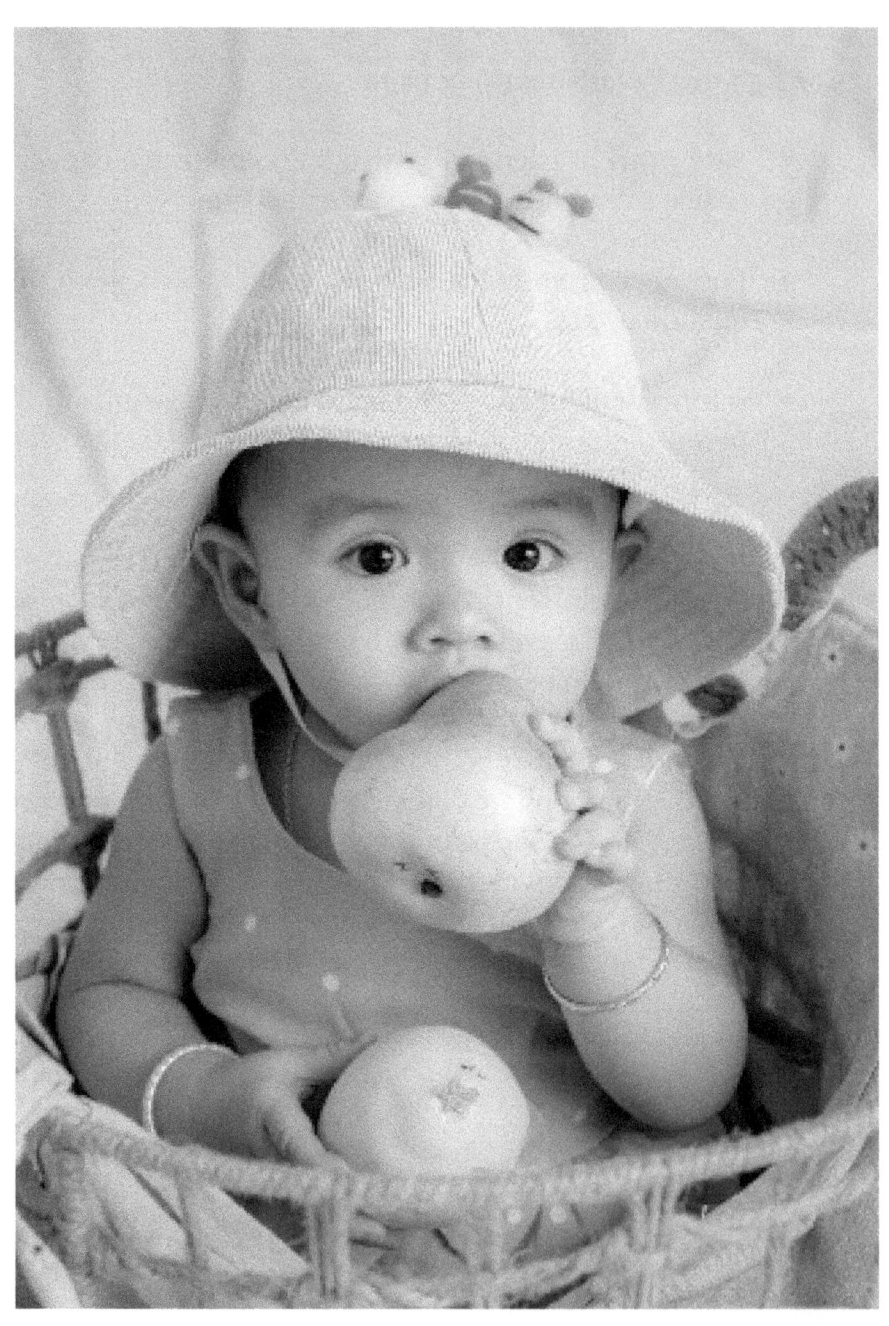

I più grandi ostacoli: quali sono e come rimuoverli

Ecco i sei maggiori ostacoli allo sviluppo sano dei neonati e dei bambini, secondo la dottoressa Maria Montessori.

1. Troppo aiuto e premura
2. Mancanza di rispetto, crudeltà e violenza
3. Essere interrotti
4. Fatica
5. Ostacoli al libero movimento
6. Mancanza di esigenze di base

Nonostante la loro unicità, ogni bambino ha una propria linea di sviluppo prevedibile e configurata. Il genitore deve sostenere il percorso del figlio, aiutandolo a seguire il viaggio, che la natura ha stabilito per lui, facendo in modo di non ostacolarlo, creando problemi al suo sviluppo. I primi due anni di vita influiscono su tutto il resto. Il bambino ha grandi poteri mentali ai quali spesso non viene prestata sufficiente attenzione. In questo periodo, il bambino è molto sensibile, perciò qualsiasi violenza produce in lui, non solo una reazione immediata, ma anche effetti a lungo termine. Maria Montessori ha discusso largamente degli ostacoli allo sviluppo nei suoi libri e nelle sue conferenze. Riassumiamo di seguiti i 6 maggiori ostacoli menzionati regolarmente nel suo lavoro.

1. Troppo aiuto e premura
Poiché i bambini nascono indifesi, si affidano agli adulti per ogni necessità. Il genitore ha il compito e l'obbligo morale di fornire queste cose, ma deve anche trovare il modo di aiutare il piccolo a liberarsi dalla dipendenza dagli altri.

2. Mancanza di rispetto, crudeltà e violenza

Montessori ha osservato che la sensibilità di un bambino è *"più grande di qualsiasi cosa possiamo immaginare"*. Essi imparano dalle esperienze vissute, e manifestano tali impressioni nel loro comportamento. I bambini diventano ciò che vedono e vivono.
Le impressioni che lasciamo nella mente del bambino tendono a registrarsi in essa in modo permanente.

Anche se i bambini sono flessibili e possono superare i traumi, chiunque l'abbia sperimentato vi dirà che non è facile, e che lo shock ha comunque effetti duraturi sul corpo e sulla mente.
Prendetevi il tempo necessario per comunicare con vostro figlio.
Fate del vostro meglio per essere rispettosi e cortesi di fronte alle sue richieste. Il bambino che si sente accolto, rispettato, ed apprezzato, è motivato ad essere migliore.

3. Essere troppo interrotti

In psicologia positiva, impegnarsi in un'attività, significa stare in un *"flusso"*. Il flusso è uno stato mentale in cui si trova la persona che compie un'azione, in cui si immerge completamente e con pieno coinvolgimento energetico. Anche i neonati e i bambini sperimentano lo stato di flusso - ed è non solo piacevole, ma anche necessario. Rappresenta il momento in cui sono in grado di fare osservazioni, di notare modelli e di creare connessioni sono cruciali per il loro sviluppo. Chiaramente a nessuno piace essere interrotto, nemmeno ai piccoli. Se vi accorgete che il vostro bambino è in questa zona, lasciatelo lì, finchè non finisce di compiere le sue pratiche.

4. Fatica

Secondo Maria Montessori, i bambini possono sperimentare la stanchezza se si applicano in attività troppo difficili e dure. Non provano alcun senso di gioia o di soddisfazione nello svolgere l'attività, ma si stancano, si sentono frustrati e perdono la fiducia in se stessi. La stanchezza può essere evitata offrendo ai piccoli attività adeguate, che risultino piacevoli per il bambino, e che gli possano offrire una sfida, dandogli un senso di realizzazione.

5. Ostacoli al libero movimento

Si pensa spesso che il bambino abbia bisogno di deambulatori e dispositivi di supporto meccanico. Anche se queste attrezzature possono tornare utili, devono essere usate con moderazione.

Qualsiasi apparecchiatura che limiti o trattenga il movimento spontaneo del bambino può essere un ostacolo al suo sviluppo. Affinché il corpo si sviluppi correttamente, bisogna permettere al bambino di muoversi in modo naturale, senza costrizioni.

6. Mancanza di bisogni fondamentali

Nel 1940, Abraham Maslow ha affrontato e compreso le abitudini e i comportamenti che generano nell'uomo un atteggiamento sano o meno. Il suo studio più noto è la gerarchia dei bisogni di base, intesa come essenziale per la realizzazione dell'essere. Per Maslow, i bisogni fondamentali comprendono quelli fisiologici, la sicurezza, il senso di appartenenza e di stima di sé. Egli sostiene che se solo questi bisogni vengono soddisfatti, un individuo può raggiungere l'autorealizzazione.

Montessori individua le necessità dei bambini, e prepara un ambiente idoneo a loro: tiene conto delle priorità, fornendogli tutto il necessario per sviluppare i sensi in libertà.
L'essere umano può condurre una vita soddisfacente senza che tutti i suoi bisogni siano assecondati. Il compito dell'educatore consiste nell'essere di aiuto per i bambini a sostenere il loro cammino verso la società, non solo per il loro bene, ma per il miglioramento del mondo in cui viviamo.

*"La prima idea che il bambino deve apprendere, per poter essere attivamente disciplinato, è quella della differenza tra bene e male; e il compito dell'educatore sta nell'accertarsi che il bambino non confonda il bene con l'immobilità
e il male con l'attività."*
Maria Montessori

La natura

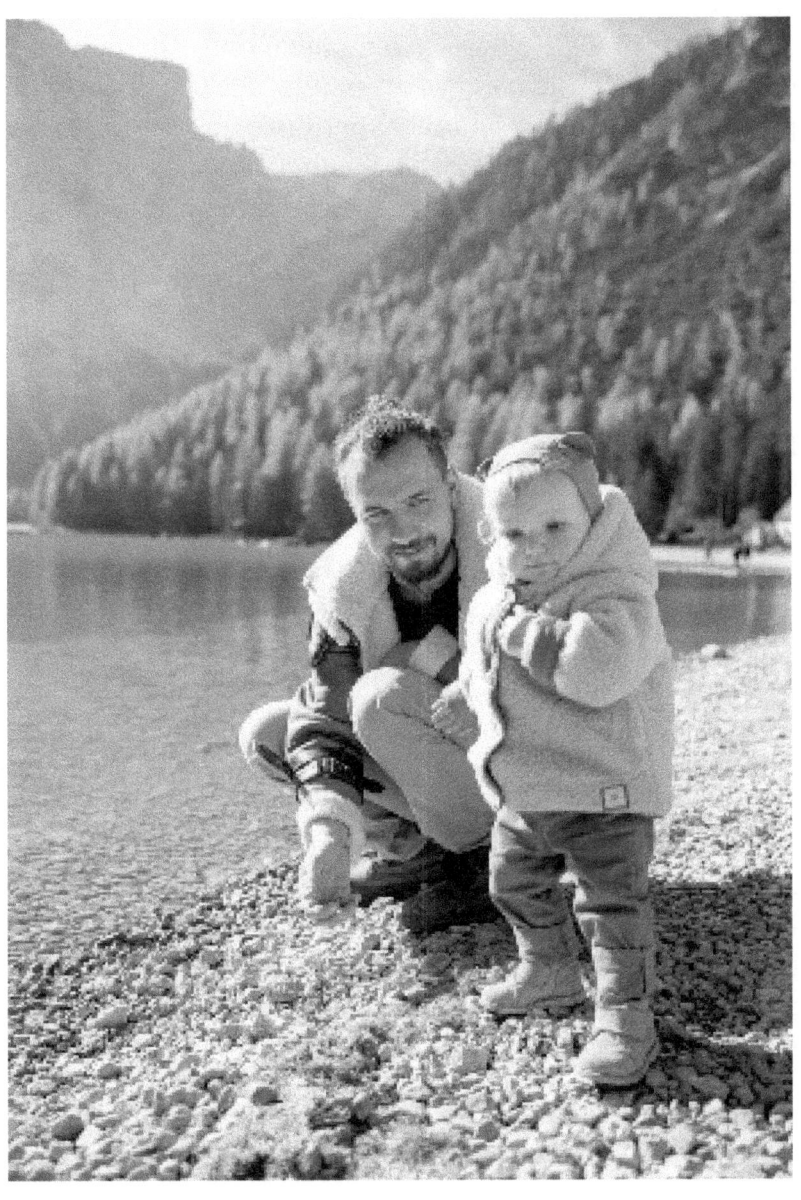

Chi di noi è cresciuto in campagna ha conosciuto la bellezza di passare molto tempo a giocare fuori, a sporcarsi e a tornare a casa felice. Guardare le formiche costruire formicai in giardino, arrampicarsi sugli alberi, o semplicemente sdraiarsi sull'erba a contemplare le nuvole, era stupendo. Purtroppo oggi i bambini piccoli non hanno così tante esperienze dirette con la natura. La ricerca scientifica suggerisce che una connessione con la natura è biologicamente innata; come esseri umani, abbiamo un'affinità con il mondo naturale. Quando i bambini passano la maggior parte del loro tempo in casa, si perdono sé stessi. I problemi associati all'alienazione dalla natura includono malattie familiari: depressione, obesità e disturbo da deficit dell'attenzione.

I bambini che hanno accesso diretto alla natura diventano anche studenti migliori. È stato dimostrato infatti che l'esposizione alla natura riduce lo stress e aumenta la durata dell'attenzione.
Il bambino a contatto con la natura, è immerso in qualcosa di più grande di lui: vede, sente, tocca, assaggia e sviluppa i sensi.

Lasciate la libertà al bambino di scavare in giardino e trovare fili d'erba, sassi e cose interessanti. Se avete un orto, chiedete al vostro bambino di aiutarvi a piantare semi o raccogliere i frutti.
Lasciate che i vostri bambini si sporchino. La natura fa bene alla salute mentale di tutti noi. Viverla direttamente è essenziale per la salute fisica e mentale, e permette loro di usare tutti e cinque i sensi: la vista del vasto oceano, il suono del vento tra gli alberi, l'odore dei dolci fiori, la sensazione della corteccia ruvida o delle pietre fluviali, il sapore dei frutti di bosco. Nessuna tecnologia può sostituire tutto questo!

200+ attività stimolanti e facili da fare a casa

Desideriamo offrire ai nostri figli il miglior ambiente possibile. Le attività Montessori sono divertenti, facili da realizzare, e a basso costo: potete farle nel comfort di casa! Le idee descritte nelle prossime pagine, sono state pensate per i bambini piccoli da 0 a 3 anni. Se volete implementare la filosofia montessoriana a casa, questo è sicuramente una buona base di partenza.

L'obiettivo è utilizzare la creatività per interagire col bambino proponendogli strumenti facili e accessibili che lo coinvolgano.
La lista di giochi e attività che segue non è quindi una ricetta di cucina, ma una fonte di ispirazione. Presentatela come fareste con un regalo, in modo gentile e premuroso, spiegando le tappe da seguire ed il suo funzionamento. Poi lasciate che vostro figlio sperimenti a modo suo.

Il Cestino dei Tesori per lo sviluppo dei 5 sensi

Gli oggetti del gioco, sono stati selezionati per stimolare tutti e cinque i sensi del piccolo. Una volta che riesce a manipolare gli oggetti e a stare seduto da solo senza appoggiare le mani, puoi proporre questo fantastico gioco al tuo bambino. In questa fase il bambino è molto curioso, ed il gioco gli permetterà di stabilire un contatto con l'ambiente. Per stimolare la vista, gli oggetti da inserire nel cestino devono differire per dimensione, forma, consistenza e peso. Per stimolare l'udito, possiamo usare oggetti che producono un tintinnio. Per l'olfatto, cose che hanno odore diverso tra loro.

Tatto e gusto verranno stimolati molto dal fatto che maneggerà gli oggetti portandoli in bocca e testandoli con le gengive. Gli oggetti si possono dividere in diverse categorie.

- *Oggetti naturali*: conchiglie, pigne, tappi di sughero, piume, frutti, pietre pomice;
- *Oggetti di vario genere*: gomitoli di lana, pennelli da trucco, pennelli da pittura, spazzolini da denti;
- *Oggetti di metallo*: cucchiaio, mazzo di chiavi, forme per dolci, coperchio di una pentola ;
- *Oggetti in legno*: cucchiaio da cucina, mollette del bucato, anelli da tenda, scatolette
- *Oggetti in pelle*: borselli, borsette
- *Oggetti di tessuto*: bambole, sacchettini di stoffa con dentro piante o fiori essiccati
- *Oggetti di gomma*: palline di differenti forme, tappo della vasca da bagno
- *Oggetti di Carta*: rotoli di carta da cucina, carta igienica

Meglio scegliere un cestino di vimini a fondo piatto, per dar modo al bimbo di curiosare all'interno. Ricordati di lasciar libero il bimbo di esplorare in autonomia il contenuto del cesto, ma sempre con la costante supervisione dell'adulto.

Come stimolare la vista

Fino a qualche anno fa si credeva che il neonato non riuscisse a vedere nulla. Recenti ricerche hanno dimostrato che il neonato è in grado di mettere a fuoco ad una distanza di circa 20 cm; è una distanza adeguata alle sue esigenze.

Nel primo mese di vita, la sua vista è ancora offuscata, ma viene attratto da forme in movimento, oggetti di grande dimensioni, dalle luci. Per favorire lo sviluppo visivo, la madre può guardare il bambino negli occhi durante l'allattamento. Dai 2-3 mesi d'età, il campo visivo si estende, esplora lo spazio attorno ed è attratto dai colori vivaci; gli occhi sono più coordinati tra loro. Tra i 4-6 mesi, siamo a metà sviluppo e il bimbo riesce a vedere nel raggio di parecchi metri, osservare e seguire gli oggetti e riconoscere il viso dei familiari.

Tra i 7-12 mesi acquisisce la padronanza del movimento oculare, esplorando e osservando nei dettagli gli oggetti e delineandone i contorni. Dai 2 anni il bimbo perfeziona l'abilità di mettere a fuoco i dettagli delle cose e osservare anche quelle più lontane.
Le prime attività da proporre al bambino sono basate su colori e forme; il piccolo è attratto dai colori brillanti, e dal bianco-nero. Vediamo una lista di attività quotidiane, adatte per stimolare la vista.

Attività 0-12 mesi

1. Affacciarsi di tanto in tanto alla culla o al lettino così che impari a riconoscere i volti dei genitori;
2. Affacciarsi da entrambi i lati e da diverse angolazioni;
3. Cambiare la posizione della culla nella stanza;
4. Allontanare e avvicinare al viso giocattoli molto colorati;
5. Decorare la stanzetta con colori vivaci e brillanti;
6. Posizionarsi con il viso davanti al suo parlando e sorridendo;
7. Posizionarsi con la faccia davanti alla sua e mimare diverse espressioni facciali;

8. Giocare a *"bubu-settete"* coprendosi-scoprendosi il viso con le mani ;
9. Fargli osservare gli adulti che si passano una palla;
10. Fargli rotolare incontro la palla;
11. Utilizzare semplici giochi visivi esempio: *"dove è mamma?"* ;
12. *La giostrina di Munari*: una giostrina con figure simmetriche e geometriche a contrasto in bianco e nero;
13. *La giostrina degli ottaedri*: adatta a partire dalle 5 settimane, aiuta il bimbo a sviluppare l'abilità di vedere più chiaramente i colori e le forme;
14. *La giostrina Gobbi*: adatta a partire dal 2° mese, stimola la capacità di distinguere le sfumature dei colori e migliora la percezione della profondità;
15. *La giostrina dei ballerini*: migliora la profondità e la messa a fuoco a partire dal quarto mese;
16. *Il gioco dello specchietto*: posizionare uno specchio vicino al bambino che, a pancia in giù sul tappeto, potrà riflettersi e giocare con la sua immagine;
17. *Gli oggetti sospesi*: fargli osservare gli oggetti in sospensione in modo da esercitare la concentrazione e la prensilità.
    Sono adatti campanelli, anelli, oggetti accattivanti, semplici. Ancora meglio se suonano e se possono essere raggiunti, in modo da migliorare anche il movimento.

Attività 12-36 mesi

1. Osservare nei dettagli alberi, piante, fiori;
2. Osservare nei dettagli gli animali;
3. Guardare le opere d'arte e le figure artistiche;
4. Giocare a nascondino;
5. Nascondere e trovare oggetti;

6. Ordinare gli oggetti per colore;
7. Ordinare gli oggetti per categoria e tipo;
8. Ordinare gli oggetti per dimensione;
9. Descrivere gli oggetti con aggettivi e superlativi;
10. Associare cose di un certo colore a una carta colorata;
11. Guardare per strada quando passa una macchina e dirne il colore;
12. Osservare l'alba e il tramonto;
13. Riempire delle bottiglie con liquidi di colori diversi;
14. Organizzare una caccia al tesoro;

Come stimolare l'udito

Le nostre orecchie svolgono un ruolo essenziale per elaborare le informazioni dell'ambiente che ci circonda. L'udito del bambino piccolo è molto sensibile ai rumori improvvisi. Dal 2 mese di vita si tranquillizza quando sente la voce della mamma o dei membri della famiglia. Verso i 4 mesi inizia a voltarsi verso la fonte del rumore percepito ed osserva come si muove la bocca dei grandi mentre parlano. Intorno al settimo mese, inizia a ripetere sillabe fino a pronunciare nei mesi successivi le prime parole.

Attività 0-12 mesi

1. Leggere o inventare favole per bambini che possano offrire sicurezza, ottimismo, fiducia e coraggio;
2. Fargli ascoltare musica ogni giorno. Le melodie più adatte a loro sono quelle che infondono calma. Le musiche di grandi artisti classici producono un buon effetto rilassante.

Attività 12-36 mesi

3. Mettere in un cestino piccoli strumenti musicali semplici da maneggiare come sonagli e maracas.
4. Riconoscere i rumori della vita quotidiana.
5. Registrare alcuni suoni conosciuti (onde del mare, rumore di passi di persona, ecc) e preparare le immagini relative a quei suoni. Far ascoltare al bimbo i suoni e poi fargli collegare le immagini ai suoni riconosciuti.
6. Sensibilizzarlo a rumori distanti e di fondo dandogli nomi.
7. Ascoltare il suono del mare.
8. Bisbigliare.
9. Ascoltare filastrocche e ninne nanne.
10. Cantare canzoni partendo dalle più facili.
11. Giocare a *"indovina indovinello"* sui titoli delle canzoni.
12. Fare giochi ritmici schioccando la lingua e battendo le dita.
13. Suonare bottiglie come fossero maracas, o scatole colme di semi o sabbia, per creare dei ritmi.
14. Imparare a fischiare.
15. Dire una serie di parole con 3 tonalità diverse, prima bassa, poi media e infine alta.

Come stimolare il tatto

Alla nascita la sensibilità cutanea permette al bambino di sentire il contatto fisico e la vicinanza con la madre; è particolarmente accentuata soprattutto sul viso, sulle mani, la pianta del piede e sull'addome. A 2-3 mesi il bambino inizia a manifestare il suo gradimento per le carezze e gli abbracci. Con le manine inizia a valutare la consistenza delle cose.

Dai quattro mesi inizia a raggiungere e maneggiare gli oggetti, tenendoli con entrambe le mani e portandoli ancora alla bocca per sentirne la consistenza. Viene attirato dai rumori e continua a sviluppare il tatto imparando la consistenza dei materiali. A 10 mesi ripone gli oggetti dentro i contenitori e giocare con le cose che si muovono. Raggiunge il tatto manuale a circa un anno di vita, iniziando a distinguere forme e consistenze differenti.

Attività 0-12 mesi

1. Toccare e afferrare oggetti fatti di materiale diverso tra loro diversi cercando di distinguerli e associarli;
2. Maneggiare e mordere dei sonagli di gomma;
3. Dopo aver iniziato i cibi solidi lasciatelo che esplori il cibo con le dita;

Attività 12-36 mesi

4. Nascondere un oggetto in un sacchetto, e fargli indovinare cos'è attraverso il tatto.
5. Prendere un pupazzo peluche e sentirne la morbidezza.
6. Giocare a *"indovina indovinello"* con gli occhi coperti.
7. Organizzare un percorso sensoriale fatto di vari materiali come cartone, stoffa ecc...
8. Camminare a piedi scalzi per fargli sentire la differenza tra superfici.
9. Giocare alle bolle di sapone e saltare per farle scoppiare.
10. Presentare le *tavole tattili* per insegnargli la differenza tra morbido-rigido, ruvido-liscio, freddo-caldo. Si distinguono 3 tavole nel metodo Montessori: quella tattile (metà liscia e

metà ruvida), a strisce ruvide e lisce alternate, con vari livelli diversi di ruvidità .
11. Presentare le 6 *tavole bariche* per insegnare la differenza tra i pesi.
12. Presentare le 12 *tavole termiche* per insegnare la differenza tra le temperature.

Come stimolare gusto e olfatto

Olfatto e gusto servono al bimbo per rassicurarsi, distinguendo l'odore della madre da quello di un'altra donna. Infatti, quando viene tenuto tra le braccia, il bambino stimola un attaccamento reciproco attraverso appunto l'odore. Così anche l'odore di altre persone e oggetti può impressionarlo in quanto l'olfatto è molto sensibile. Da neonato, sulla lingua, faringe e tonsille si trovano già i sensori per distinguere molti gusti, soprattutto quelli dolci e sapidi.

Dai 3 ai 6 mesi olfatto e gusto collaborano tra loro nel processo di apprendimento ed accettazione dei nuovi sapori che il bimbo sente durante lo svezzamento. Se non gradisce qualche aroma, non scoraggiarti e riprova dopo un po' di tempo. A quest'età si porta le mani e le cose alla bocca e prende confidenza con le consistenze. Da 6 ai 12 mesi si trova di fronte ai primi cibi solidi e sapidi; è sospetto quanto sorpreso verso i nuovi gusti diversi. Dai 12 mesi le preferenze sono più consolidate ed il suo olfatto continuerà a svilupparsi negli anni successivi, anche fino agli 8 anni di vita.

1. Introdurre nuovi alimenti, uno per volta senza per non fare un mix di sapori, così che il bimbo possa distinguerli bene.
2. Parlare dei nuovi sapori sensibilizzandolo verbalmente.
3. Dare un nome agli odori che sente e descriverli.
4. Far sentire l'odore nei sacchetti olfattivi con all'interno erbe aromatiche, ad es. salvia, rosmarino, lavanda.
5. Mettere in un vassoio cibi dolci, salati, amari e agri. Coprire gli occhi ed il naso del bambino, fargli assaggiare i sapore ed indovinare il sapore.

Costruzione del movimento: motricità fine e globale

Motricità fine

Quando un bambino nasce esegue con le mani alcuni movimenti di istinto. All'inizio, il neonato tiene le mani chiuse per il riflesso di prensione: la sua è una contrazione riflessa dei muscoli flessori della mano, che gli permetterà di sviluppare in seguito la prensione. Attorno ai 2-4 mesi di vita, inizierà lo sviluppo della coordinazione occhio-mano: desidererà afferrare una cosa dopo averla avvistata. Dal 5°-6° mese migliora la prensione, riesce ad usare le manine goffamente, per prendere oggetti con tutta la mano anziché solo con le dita. Tra il 7° e 9° mese continua a migliorare la motricità: riesce a dirigere la mano dove vuole, e sposta le cose lasciandole cadere. Intorno ad un anno di vita, è capace di articolare le dita a tenaglia (indice e pollice), e riesce a prendere anche gli oggetti più piccoli. Dai 15 mesi di sviluppo, il bimbo ha acquisito motricità fine anche se le dita sono ancora un po' rigide. Comunque, è capace a girare la pagina di un libro, tenere gli oggetti con stabilità, ed a mangiare da solo. Pian piano, migliora la precisione, scarabocchiando con la matita.

Aiutare i piccoli a sviluppare la motricità fine è facile, come lo è trovare i materiali da offrirgli. Scegli bene i primi giochini, puliti, maneggevoli, leggeri. Di seguito le attività utili a questo scopo.

1. Tirare sul tavolo con pollice e indice 2 bacchette ed 1 pallina mobile, da far scivolare tra le due senza cadere.
2. Giochi che passano da una mano all'altra; es il doppio disco.
3. Giocare con i sonagli appesi con un nastrino.
4. Giocare con un anello a cui è legato un nastrino.
5. Cilindri o sfere con un campanellino all'interno.
6. Palle di stoffa da afferrare e maneggiare.
7. Appoggiare un sacchetto di stoffa sulla sua testa. Il bimbo deve tentare di prenderlo senza farlo cadere.
8. Mettere oggetti in cestini tematici a seconda del genere e/o grandezza.
9. Giocare con scatole, da aprire e chiudere.
10. Serie di oggetti da nascondere in varie scatole.
11. Scatole cinesi, da mettere una dentro l'altra.
12. Inserire degli anelli su un'asta con la base fissa.
13. Inserire degli anelli su un'asta con la base mobile.
14. Giocare con le scatole ad incastro, un tipo di scatole con un foro superiore, in cui inserire un oggetto della stessa forma geometrica del foro, che poi deve cercare di recuperare.
15. Blocchetti di diverso materiale, da posizionare uno sull'altro.
16. Giocare ai puzzle, incastrando forme geometriche.
17. Giocare ai puzzle magnetizzati, con i pezzi che si tirano su con una "canna da pesca".
18. Prendere una scatola dal coperchio scorrevole e cercare di aprirla.
19. Posizionare un uovo nel portauovo.
20. Inserire monete in un salvadanaio e poi riprenderle.
21. Infilzare degli oggetti con una bacchetta.

22. Infilare perline grandi in un filo formando una collana.
23. Mettere piccoli oggetti in una scodella.
24. Mettere oggetti all'interno di un cassetto.
25. Maneggiare accuratamente oggetti grandi di varie forme.
26. Giocare con le chiavi.
27. Aprire e chiudere sportelli alla sua altezza.
28. Aprire e chiudere serrature.
29. Aprire e chiudere chiavistelli.
30. Costruire una torre con oggetti uguali.
31. Costruire una torre con le carte da gioco.
32. Imparare a dipingere usando il pennello.
33. Imparare a disegnare e colorare usando pastelli e pennarelli.
34. Giocare con la plastilina creando varie forme.
35. Inserire degli stuzzicadenti nel barattolo delle spezie.
36. Versare dell'acqua in un contenitore usando un imbuto.
37. Raccogliere ogni sorta di oggetti secondo il colore.
38. Incollare degli adesivi su un foglio.
39. Tagliare un foglio usando forbici a punta arrotondata.
40. Prendere degli asciugamani e piegarli a metà.
41. Imparare a modellare la pasta di sale.
42. Abbottonare e sbottonare.
43. Avvitare e svitare tappi.
44. Usare grandi scatole per costruire casette in cui entrare.
45. Realizzare gli origami.

La motricità globale

La motricità globale è la capacità del corpo di fare movimenti più complessi (gattonare, camminare, correre, saltare, strisciare, camminare accovacciati). La motricità si evolverà con gli anni progressivamente, migliorando forza, velocità e agilità.
La motricità globale prevede lo sviluppo dei movimenti del collo, tronco, fianche e gambe, mentre la motricità fine comprende i movimenti precisi delle mani, dei piedi e viso. Si tratta di abilità come scrivere, dipingere, suonare. Ecco alcune attività semplici, per stimolare la motricità globale:

1. Correre e saltare in ampi spazi senza cadere.
2. Mettersi in piedi aggrappandosi a una sbarra o mobile come le ballerine.
3. Spingere un carrello che aiuti nei primi passi.
4. Salire e scendere dalle scale.
5. Camminare su percorso fatto di assi di legno.
6. Trascinare un carrello con all'interno giocattoli.
7. Seguire una linea disegnata sul pavimento.
8. Camminare lungo la linea bianca del marciapiede.
9. Evitare il passeggino ed iniziare a camminare in autonomia.
10. Giocare con una boccia e i birilli.
11. Giocare alle freccette.
12. Lanciare una palla su un bersaglio.
13. Giocare a "*campana*".
14. Sfidarsi a *Morra Cinese*; utile per allenare la coordinazione di mani, dita e occhi.
15. Fare il girotondo a suon di musica.

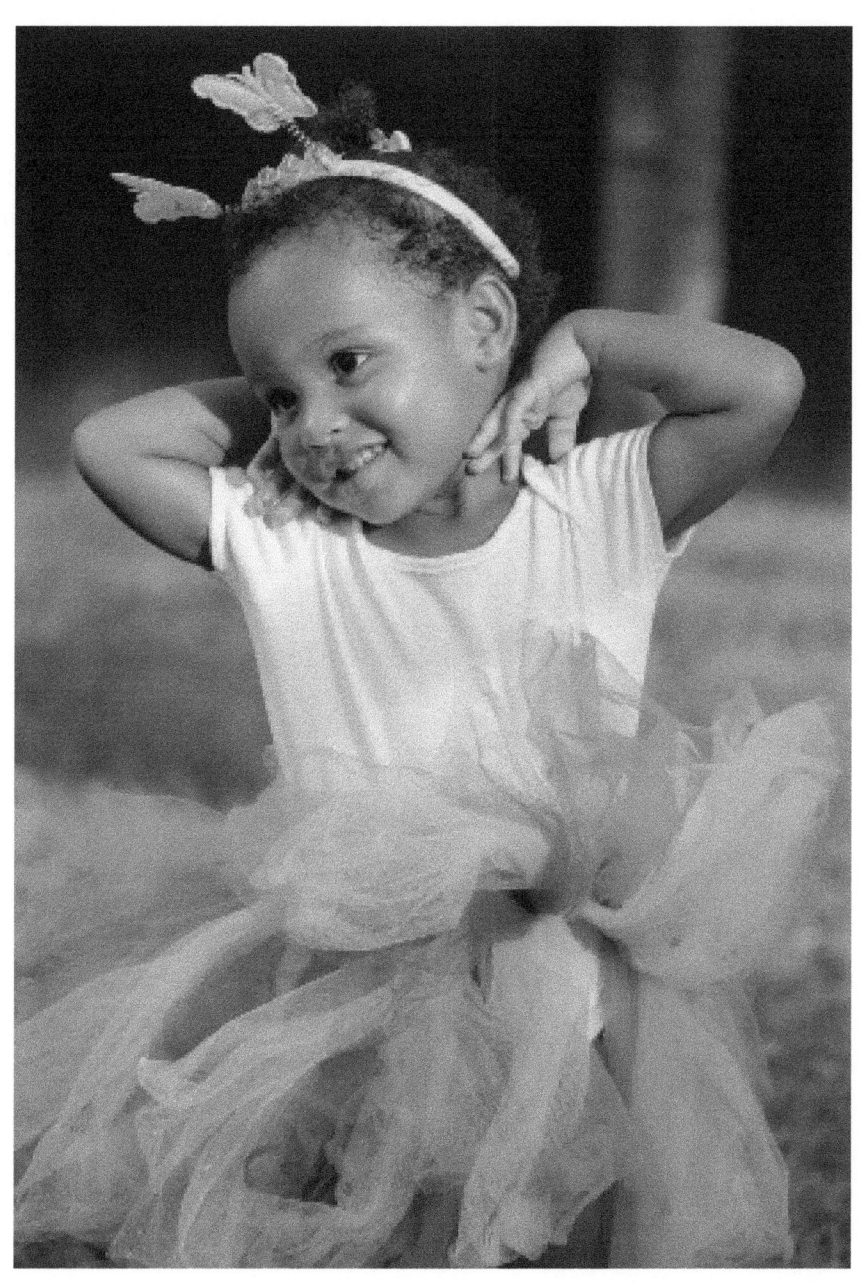

Costruzione del linguaggio

Per stimolare correttamente il linguaggio, al contrario di ciò che si pensa, è utile, almeno fino ai 2 anni e mezzo di età, incentivare il bambino all'ascolto, anziché ad emettere parole. Per riuscire in questo è necessario parlare a ritmo lento, scandendo le parole e facendo riferimenti all'ambiente, e al contesto circostante. Ecco di seguito le strategie della pedagogia montessoriana adatte per potenziare questi stimoli:

1. Parlare al bimbo con termini chiari e precisi.
2. Analizzare i suoni insieme, poi isolarli e invitarlo a riprodurli uno alla volta.
3. Giocare con le cose in miniatura per associarle all'oggetto a cui corrispondono.
4. Giocare con le carte della *nomenclatura*: sono specifiche per sviluppare il linguaggio, classificare gli oggetti nella realtà e prendere confidenza con la scrittura.
5. Chiamare con il loro nome gli oggetti della vita quotidiana.
6. Chiamare i cibi con il loro nome esatto.
7. Associare vari oggetti alla loro fotografia.
8. Accoppiare degli oggetti secondo caratteristiche in comune.
9. Verbalizzare le azioni fatte di tutti i giorni.
10. Giocare con i sacchi del prestigiatore: con gli occhi chiusi, fargli indovinare il nome degli oggetti all'interno dei sacchi.
11. Incollare foto in un album di fotografie dei familiari.
12. Creare un albero genealogico con le fotografie.
13. Fare il "*Gioco del Silenzio*": senza muoversi, tenere bocca e occhi chiusi. Appena si azzittisce chiedergli di dichiarare il suono che sente (il cinguettio di un uccellino, il rumore del clacson di una macchina, ecc).

La lettura quotidiana

Non ci sono dubbi, dedicarsi ogni giorno alla lettura, offre molti benefici, anche ai più piccini. Stimola la memoria uditiva, la fantasia e l'immaginazione. Insegna a tuo figlio a trattare i libri come fossero cose preziose di cui avere cura, riponendolo dopo averlo letto. Scegli libri semplici ed esteticamente accattivanti, accertandoti che il contenuto sia adatto alla sua età. Scegli libri divisi per genere. Ad esempio sono adatti ai 2 anni, libri di storie di personaggi reali. Questo consentirà al piccolo, di costruire la sua rappresentazione del tempo e dello spazio. Successivamente possiamo passare alle fiabe, possibilmente educative con morali alla fine dei racconti. I materiali consigliati per i libri, a seconda delle fasce di età sono:

- dai 7 mesi: in gommapiuma o stoffa
- dai 10 mesi: in cartone
- dai 18 mesi: carta pesante
- dai 24 mesi: carta, copertina rigida

Dai 20 mesi in poi, il momento quotidiano della lettura diventa così un rituale gradevole e richiesto dal piccolo. Puoi decidere in anticipo l'orario da dedicare alla lettura. Lascia che ti richieda di leggere lo stesso libro più volte, gli darà un senso sicurezza.

Il raggiungimento dell'autonomia

Per insegnare ai bambini l'autonomia, è necessario spronarli ed educarli a fare cose utili e proficue.

La cura della persona

1. Incoraggialo a partecipare attivamente alle attività: quando si veste, si spoglia, e quando si cambia il pannolino.
2. Coinvolgere il bimbo nella cura dell'igiene personale, prima a parole e poi facendolo partecipare attivamente.
3. Allenarsi ad aprire bottoni, cerniere lampo e abiti.
4. Mettere a posto i suoi vestitini.
5. Sedersi sul vasino, svuotarlo e buttare il pannolino.
6. Lavarsi i capelli da solo.
7. Lavarsi i denti da solo.
8. Lavarsi le mani da solo.
9. Soffiare, asciugare e pulire il naso da solo con i fazzolettini.
10. Pulirsi la bocca da solo dopo aver pappato.
11. Pulirsi i piedi entrando in casa.
12. Togliere le scarpe usate fuori, quando si è a casa.

La cura dell'ambiente interno

A partire dai 10 mesi in poi, il bimbo ama fare semplici lavoretti domestici. Il metodo Montessori suggerisce i seguenti.

1. Prepararsi uno zainetto.
2. Buttare piccoli rifiuti domestici iniziando a differenziare l'immondizia.
3. Mettere i vestiti sporchi nel cestino dei panni da lavare.
4. Riporre le scarpe a posto in una scarpiera.
5. Mettere in ordine un cassettino nella sua stanza.
6. Mettere i giocattoli in ordine dopo aver finito di giocare.
7. Aiutarvi ad apparecchiare la tavola ai pasti.
8. Passare la spugna e asciugare il tavolo dopo mangiato.

9. Spostare una pila di panni di stoffa sopra il tavolo.
10. Mettere dritti e ordinati i libri nella libreria.
11. Svuotare le buste della spesa.
12. Maneggiare un oggetto ingombrante per lui.
13. Partecipare attivamente a semplici operazioni in cucina.
14. Sbucciare frutta e verdura con le posate di plastica.
15. Tagliare frutta verdura (sempre con posate di plastica).
16. Spremere gli agrumi.
17. Spalmare una crema.
18. Strizzare una spugna.
19. Versare prima con una bacinella, poi usando contenitori più piccoli.
20. Versare l'acqua da una caraffa un'altra.
21. Travasare da una ciotola a un'altra con un cucchiaio.
22. Apparecchiare la tavola con bicchieri, tovaglioli e posate.
23. Servirsi da solo cibo e bevande.
24. Tagliare vari cibi (con posate di plastica).
25. Spolverare le mensole.
26. Spazzare per terra o passare un piccolo aspirapolvere.
27. Pulire i vetri delle finestre.
28. Pulire lo specchio.
29. Chiamare con il loro nome gli oggetti di casa.
30. Chiamare con il loro nome oggetti fuori casa.
31. Annaffiare una pianta.
32. Svuotare e riempire la lavastoviglie.
33. Stendere i panni lavati.
34. Mettere i panni in lavatrice.
35. Spostare piccoli mobili in casa.
36. Trasportare la sua sediolina senza fare rumore.
37. Mettersi a sedere e alzarsi senza fare rumore con la sedia.
38. Avvitare e svitare con il cacciavite.
39. Mettere sui panni le mollette del bucato.

40. Piegare bene asciugamani e tovaglioli.
41. Lavare i piatti.

La cura dell'ambiente esterno

1. Raccogliere le foglie col rastrello.
2. Piantare i semi di varie piante.
3. Impararne i nomi delle piante e degli animali.
4. Osservare gli elementi della natura.
5. Dar da mangiare a un animale.
6. Osservare il comportamento degli animali.

"Chi non comprende che insegnare a un bambino a mangiare, a lavarsi, a vestirsi, è lavoro ben più lungo, difficile, e paziente che imboccarlo, lavarlo, vestirlo. Tutto quanto è aiuto inutile, è impedimento allo sviluppo delle forze naturali."
Maria Montessori

Rubrica "Genitore Efficace" - Tecniche avanzate di autoeducazione e comunicazione persuasiva

Sebbene non esista un manuale che funzioni allo stesso modo per ogni singolo genitore, esistono alcune linee guida generali che fungono da bussola fidata, per costruire un buon rapporto con i figli. La comunicazione tra genitori e figli è della massima importanza e questi consigli possono aiutarti a parlare con loro anche di argomenti delicati. In questo capitolo, troverai molti suggerimenti pratici ed imparerai ad ascoltare attivamente i tuoi figli instaurando un buon dialogo, che ti sarà utile anche quando sarà più grande.

Integrare con la Programmazione Neuro Linguistica (PNL)

A quanti di noi è capitato di trovarci di fronte un bambino che fa i capricci e non ascolta? Usando la PNL, tutto diventa più facile da gestire. Ti spiego come. PNL è l'acronimo di Programmazione Neuro Linguistica; grazie alle tecniche specifiche usate in PNL siamo in grado di lavorare con la mente inconscia: la parte più nascosta del nostro cervello. La mente inconscia, è quella parte di mente che pensa attraverso immagini, emozioni e sensazioni. In quanto i bimbi parlano solo attraverso la mente inconscia, la PNL è una delle metodologie più efficaci e persuasive esistenti oggi per imparare a comunicare efficacemente con loro. I bimbi non sanno ancora ragionare. Solamente da più grandi, i pensieri passeranno dalla mente inconscia, alla parte frontale del cranio, ovvero la mente conscia. Quando sono piccoli seguono gli istinti e parlano la lingua dell'inconscio.

Compreso questo semplice ma complesso meccanismo, basterà comunicare con i bambini in un certo modo per farci ascoltare.

Come comunicare efficacemente con la PNL

Quando spieghiamo qualcosa ai bambini, è bene farlo sfruttando l'immaginazione, è inutile fare ragionamenti lunghi e contorti o minacce per convincerli. Noterete che spiegando i concetti con l'immaginazione, già molte situazioni in cui si accendeva stress, si placheranno e diventeranno gestibili e tranquille. Comunicare con efficacia e semplicità, produce ottimi risultati. Se ciò non avviene immediatamente continuate a lavorare con le immagini e le sensazioni che piacciono di più al vostro bimbo. Un fattore importante nella comunicazione efficace è non usare il *"non"* a inizio frase, perché l'inconscio, non recepisce quello che viene negato, ma solo la parte che viene dopo nella frase. Per questo i bambini non obbediscono quando il genitore comunica con la negazione. Quando parlate con vostro figlio, assicuratevi che il messaggio sia recepito chiaramente ed abbia un tono positivo e assertivo, facendo notare i vantaggi della cosa. Comunichiamo solo in chiave positiva ed incoraggiante, mantenendo l'autorità, la calma e la sicurezza.

Gli atteggiamenti non utili

Attenzione a non sminuire i sentimenti del bambino, e a reagire ai loro pensieri con superficialità. Questo atteggiamento scatena nel bimbo tristezza e la sensazione di non essere capito.
Fate sentire vostro figlio compreso, dopodichè gli mostrerete la soluzione per uscire da quella soluzione in modo positivo.

Linguaggio paraverbale e non verbale

Fondamentale per comunicare un messaggio al bambino, è un tono di voce dolce e deciso allo stesso tempo. Questo aspetto è rilevante nella PNL. Si consiglia all'adulto di piegarsi per essere all'altezza degli occhi del figlio quando comunica con lui, meglio se toccando le sue mani. In questo modo, il messaggio arriverà più preciso e chiaro. Non comunicate mai da una stanza all'altra, magari con la TV accesa!

Premi vs Punizioni

Utilizzate i premi per coinvolgere vostro figlio e spronarlo nelle attività da fare. Premi come coccole, battere il *"cinque"*, attività, giochi da fare insieme, sono gratificanti. Funzionano perché il bimbo percepisce la positività fin dall'inizio e si gode il pensiero del risultato, mettendosi d'impegno per raggiungerlo. Ciò che gli viene chiesto, chiaramente, deve essere adeguato alla sua età, in quanto ogni periodo ha i suoi propri meccanismi.

La pazienza

Altra virtù indispensabile del genitore è la pazienza. Certamente questo non ti è nuovo ma quanti adulti restano calmi, di fronte ai capricci? Facile a dirsi ma non a farsi! Dai fiducia al bambino, rispetta i suoi tempi, incoraggialo. La personalità, non sempre corrisponde alle azioni svolte. Un linguaggio ironico, sarcastico e offensivo farà sentire il piccolo inadeguato di fronte agli errori.

> *"Il lavoro dei bambini non produce un oggetto materiale, ma crea l'umanità stessa: non una razza, una casta, un gruppo sociale, ma l'intera umanità."*
>
> Maria Montessori

L'interconnessione tramite l'ascolto attivo

Quanto è importante ascoltare ciò che dicono i bambini?
Se desideriamo essere ottimi genitori, dobbiamo sviluppare un tipo di comunicazione adeguato ai bambini per creare con loro una buona intesa e relazione. Ascoltare attivamente quello che dicono, permette un corretto sviluppo della loro sfera sociale, affettiva e psico-cognitiva. Possiamo farlo tramite il cosiddetto ascolto attivo, una metodologia educativa e cognitiva sviluppata negli anni '70 da Thomas Gordon, psicologo statunitense.

Ascolto attivo significa prestare attenzione a quello che dice il bambino, dalla cosa più semplice a quella più seria. Capire quello che dice senza mai provare indifferenza, sminuirlo o giudicarlo. Affinché ci sia un buon ascolto attivo, si devono tener presenti alcuni elementi che rientrano nella comunicazione non verbale come la postura e il contatto oculare. È importante osservare quindi gli atteggiamenti del bimbo senza invadenza. Osserviamo se ha una postura chiusa o aperta, le sue espressioni facciali, i suoi sguardi che possono nascondere stati d'animo.

Di seguito i punti fondamentali di cui il genitore dovrebbe tener conto in una comunicazione assertiva: nell'arte di comunicare con il bambino in maniera armoniosa.

- Fare silenzio e ascoltare senza interrompere.
- Osservare postura, espressioni, comportamenti.
- Fare domande aperte, usando parole chiare e semplici.
- Riassumere ciò che il piccolo dice per avere conferma di avere capito.
- Accettare i sentimenti e le emozioni del bimbo.
- Dimostrargli che abbiamo fiducia in ciò che dice.
- Ascoltare senza farlo sentire giudicato, ma incoraggiarlo ad esprimere quello che pensa in quel momento.

Empatia e comprensione sono le parole chiave per un ottimo *ascolto attivo*. Se il bambino non è ancora spigliato e non mostra il suo mondo interiore, incoraggiatelo al dialogo e imparerà ad aprirsi a voi comunicando correttamente.

Educare al rispetto

Insegnare autorevolmente il rispetto al piccolo è fondamentale per ogni tipo di educazione, sia verso sé stessi che verso gli altri, per vivere in modo sereno e positivo. Non è semplice... Spesso ci aspettiamo che venga naturale ma non è così. Come sempre, attraverso l'insegnamento e l'esempio, aiutiamo i nostri figli ad avere un punto di riferimento e capire l'importanza del rispetto. Ecco alcuni consigli con i quali puoi instillare l'educazione, come valore basato sul rispetto.

- Stabilire le regole di casa, ragionando e spiegando al bimbo perché deve osservarle.
- Se sbaglia non urlargli contro e non umiliarlo. Correggilo in maniera tranquilla.
- I "no" devono essere categorici e motivati, sii coerente senza tornare indietro sui tuoi passi.
- Insegnagli che deve rivolgersi ai genitori con il dovuto rispetto. Un linguaggio troppo confidenziale, è riservato agli amici non ai genitori.
- Cerca di essere emotivamente presente dialogando sugli aspetti della vita. Questo stabilirà una relazione di fiducia più salda nel tempo.

Vedere i genitori conversare rispettosamente è per il bambino un insegnamento enorme. Ugualmente noterà i rapporti con zii, nonni, altri membri della famiglia fino alle persone esterne.
Anche attraverso giochi, cartoni, libri e film si può insegnare il rispetto: ogni momento ludico è un'esperienza che può essere resa costruttiva. Infine, la natura, è grande esempio di rispetto. Perfetta per attività all'aperto, al mare, nel bosco, a contatto con piante e animali, di cui imparerà ad averne cura.

Educare alle regole

Spesso si pensa che le regole siano un ambito rigido che limita fortemente il bambino. Al contrario servono per stabilire, come comportarsi adeguatamente in determinate situazioni. Le regole hanno lo scopo di guidare il piccolo, farlo sentire sicuro in modo da crescere meglio. Il genitore deve saper dire no, se necessario, educando alle regole, amorevolmente. Comunque le regole non devono essere troppe.

Devono essere facili da comprendere e ricordare dal bambino. Dovete dargli istruzioni chiare e intuitive, assicurandovi di guardarlo negli occhi. Non serve dare tantissime regole, se poi non le comprende o non riesce a seguirle. Dovete monitorare il comportamento di vostro figlio, verificando che le regole siano rispettate nel tempo. Quando gli dite di No può capitare che il bimbo si arrabbi; ma è normale. L'importante è riconoscere ed accettare le sue emozioni e sensazioni. Verbalizzatele, tenendo il controllo della situazione e l'autorità. Mantenete la parola data e siate coerenti senza cedere alle proteste.

Premiate i comportamenti positivi verbalmente e fisicamente, quando rispetta le regole. In pedagogia questo prende il nome di *rinforzo positivo*: serve a dare sicurezza al bimbo mentre viene guidato. Quando fatica a rispettare una regola ragionate con lui, ascoltando le sue motivazioni e cercando insieme una soluzione. Evitate discussioni e fate05li capire che siete una squadra! Ciò lo aiuterà a prendervi sul serio quando gli chiederete qualcosa. La coerenza prevede dargli l'esempio, sempre - osservando da voi, imparerà più che con le parole. Il bambino deve imparare, man mano, che affidarsi ai genitori e seguire i loro consigli è la chiave per crescere protetto da rischi e facilita la vita in ogni aspetto.

Le frasi da non dire mai al tuo bambino

Le parole che diciamo hanno da un grande peso, e possono fare del male anche ai piccoli. Ogni insulto o esclamazione, anche se ci sembra innocuo, può segnarlo e lasciare traccia negativa.

- *"Lasciami in pace!"* *"non mi disturbare!"* Così il bimbo crede che il genitore non abbia tempo per lui. Ricorda di mostrarti disponibile alle sue richieste.

- *"Tu sei fatto così..."* Le etichette, soprattutto quelle negative, rimangono impresse nella mente; rischiando di ottenere che il bambino si comporti di conseguenza.

- *"Non fare il bambino!"* Sii comprensivo; è normale che tuo figlio abbia delle paure, non sminuire le sue emozioni.

- *"Perché non sei come tuo fratello/sorella?"* Evitare i paragoni: sono dannosi per lo sviluppo di tuo figlio. Lascia che compia il suo sviluppo con il suo ritmo e in base alla sua personalità.

- *"Non ci posso credere che ti sia comportato così!"* Non sembra una frase cattiva ma trasmette al bimbo di non essere buono a nulla.

- *"Finiscila o te le do!"* Le minacce generano frustrazione e non sono quasi mai efficaci. Resta calmo, spiegagli quando il comportamento è sbagliato, e come fare per migliorare.

- *"Aspetta quando papà torna a casa!"* Una minaccia velata, che rinvia il problema. Il bambino potrebbe dimenticare e non collegare più all'azione, il rimprovero. Oltre a minare la tua autorità, farai passare il partner come il cattivo e pericoloso poliziotto.

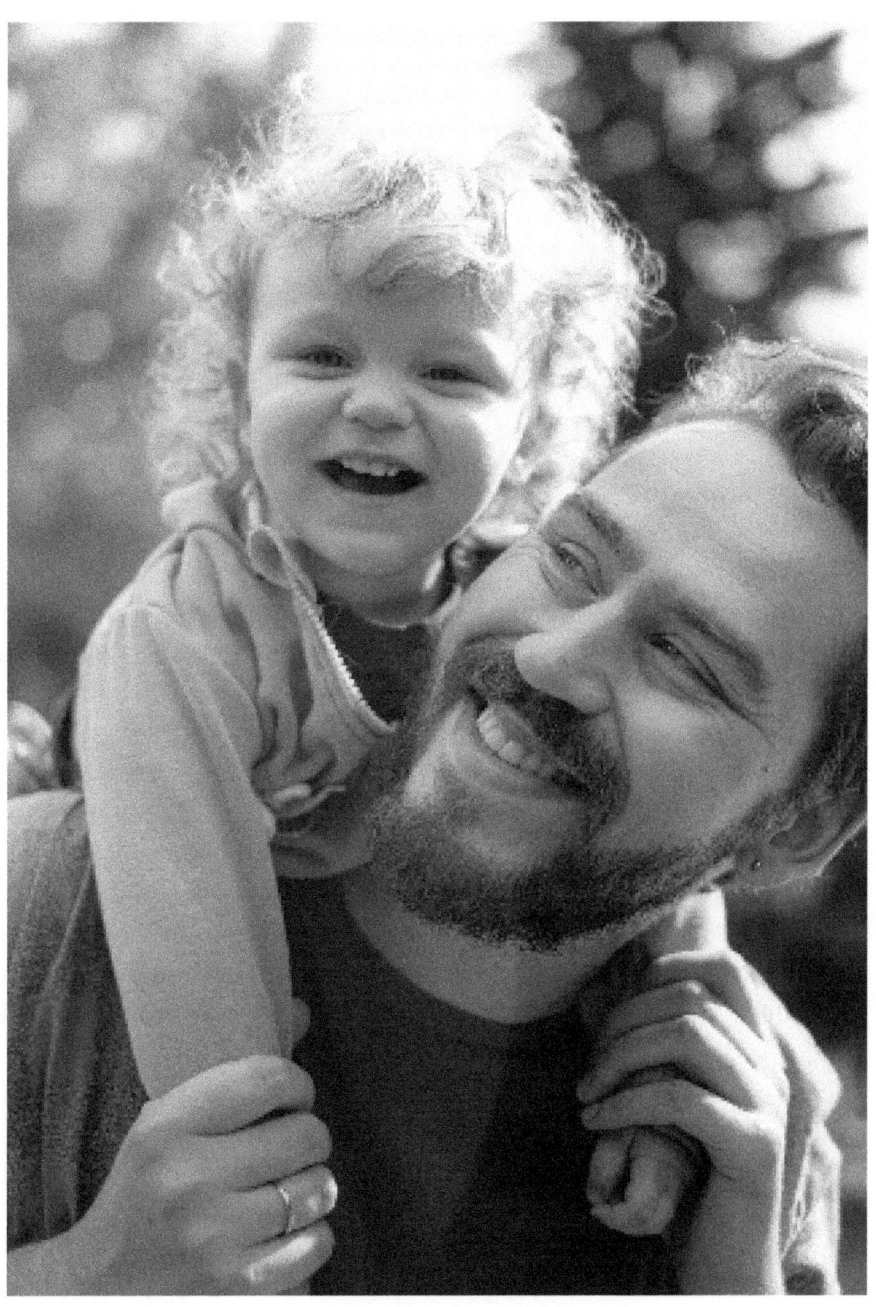

Come gestire conflitti e capricci

Di fronte a urla e capricci è difficile non arrabbiarsi, soprattutto dopo una giornata di lavoro. Sia per adulti e bambini, urlare è uno sfogo, dovuto all'esasperazione. Spesso durante le liti, si scatena un meccanismo a catena che innesca una serie di liti. È facile essere travolti dalle emozioni: anche gli adulti possono perdere le staffe, finendo per punire duramente i bambini. Per imparare a gestire i conflitti, è importante coltivare l'intelligenza emotiva.

Bisogna imparare a gestire i conflitti senza ricorrere a punizioni pesanti. Fondamentale è mantenere la calma, essere coerenti e costruttivi. Come fare? Cercando di comprendere il problema, prima di affrontarlo e riflettere attentamente se i nostri figli si stanno comportando male sul serio. Riflettete con calma, su ciò che può aver provocato il problema e trattate il bambino con dolcezza e tranquillità fino a calmarlo, con abbracci e parole di conforto. Dopodiché cercate risposte sull'accaduto e conversate chiedendogli di descrivere cosa l'ha fatto arrabbiare. Dategli ascolto senza giudicarlo. L'obiettivo è che il bambino individui l'emozione che gli ha fatto scattare l'azione sbagliata. Di fronte alla rabbia del piccolo, mettetevi nei suoi panni con empatia, aiutandolo a dare un nome alle emozioni che prova. In questo modo sentirà che lo capite. Se il bambino si oppone con tutte le sue forze al "no" dei genitori, bisogna mantenere a tutti i costi il controllo e la calma. L'umorismo è una risorsa utile e funziona spesso: tutti impariamo dalle esperienze positive. I conflitti sono inevitabili, ma gestendoli in modo costruttivo, possiamo andare in fondo ai problemi per cercare di risolverli.

La coppia "anti-crisi": gestione pratica del tempo

Con l'arrivo di un figlio si introducono variabili che modificano profondamente il precedente equilibrio. La coppia si ritrova a ristabilire i ruoli: un compito aggiuntivo rispetto a prima quando erano solo coniugi o compagni. Parliamo di un momento felice, è facile sperimentare stress, per via dei ritmi e delle abitudini che cambiano. Lo stress accumulato porta ad una crisi di coppia, in cui l'intimità diminuisce.

- Non limitatevi a telefonarvi solo per le «comunicazioni di servizio», come buttare l'immondizia o pagare le bollette.
- Non incentrate tutte le vostre conversazioni sul bimbo.
- Cercate di tenere un dialogo aperto, comunicando quello che non vi piace o che si potrebbe migliorare. Il potere della comunicazione è enorme.
- Se state per adirarvi per un'inezia, contate fino a 10 prima di rispondere impulsivamente al vostro partner.
- Concentratevi sulle cose veramente importanti, tenendo fuori rancori e discorsi negativi. Per riuscire a ritagliarvi del tempo, potete fare una lista delle cose prioritarie.
- Sfruttate quei momenti in cui il piccolo è a nanna o coi nonni per concedervi del tempo insieme, non alle cose da sbrigare.
- Non siate apatici, mettereste a repentaglio il rapporto.
- Cercate di sorprendervi con semplici gesti: un regalo, un complimento, o un pensiero fanno sempre piacere.
- Mostrate apprezzamento per le cose che fa l'altro per voi e ringraziate.
- Concedetevi regolamente un passatempo piacevole (una cena fuori, cinema, SPA, ecc)

- Non buttatevi a capofitto nel mood genitore, escludendo gli altri ruoli, ma tenete la passione accesa.
- Godetevi i momenti unici e fantastici con vostro figlio.
- Sforzatevi di portare avanti un hobby che era prezioso per voi, prima che arrivasse vostro figlio.
- Non prendetevi troppo sul serio. Sbagliare è umano!
- Evitate di trascurare, rimandando ogni volta l'intimità. La passione, se non viene alimentata, rischia di spegnersi.
- Evitate di fare l'amore in modo meccanico. Siate generosi tra voi con carezze, baci e coccole.
- Non accusate il partner di poche attenzioni ma cercate, il contatto e la vicinanza tra voi.

La comunicazione e l'intimità nella coppia sono realmente una conditio sine qua no, altrimenti si finisce per procedere su due rette parallele, che stanno vicine ma non s'incontrano mai.

Capire i comportamenti tipici dei bambini

Per capire i comportamenti dei bambini e capire i loro bisogni, è necessario conoscere la psicologia. Il nostro ruolo di genitori è fondamentale: siamo una guida ed un modello per i nostri figli, anche se non è sempre facile! La psicologia infantile può venirci in aiuto; vediamo alcuni comportamenti tipici dei bambini.

- *Perché vuole arrampicarsi su tutti i mobili?*

Fa parte del suo processo di apprendimento. Vuole conoscere il mondo da prospettiva differente. Attenzione però, agli incidenti domestici! Sorvegliate vostro figlio con accortezza.

- *Perché lancia il cibo?*

Per pura curiosità. Ovviamente al tempo stesso deve imparare le conseguenze di questo comportamento sbagliato. L'adulto deve quindi dargli un limite, spiegando che il cibo non è un gioco.

- *Perché vuole fare sempre le stesse cose senza annoiarsi?*

Per i bambini la ripetitività è rassicurante.

- *Perché vuole essere preso in braccio per scendere subito dopo?*

Sta sperimentando il suo potere, chiedendosi se vi comportate come vorrebbe lui. Non abituate i vostri figli a fare tutto ciò che vogliono; non sentitevi in colpa di ignorare alcune sue richieste.

- *Perché si infila gli oggetti nel naso?*

Per conoscenza. Il concetto di infilarsi oggetti nel naso, è simile ad imparare le lettere dell'alfabeto. Non lasciate cose di piccole dimensioni in giro e sorvegliatelo.

- *Perché rimane affascinato guardando il suo pannolino?*

Sta imparando la scoperta del corpo e le zone intime. Non deve provare vergogna e capire che la cacca è parte di sé e non è un gioco.

- *Perché quando è arrabbiato mi lancia i giocattoli?*

Sta imparando il meccanismo causa-effetto. Fategli capire che è sbagliato lanciare oggetti.

- *Perché gli piace disegnare sui muri?*

Per i piccoli non esistono confini, e vedono tutto come la "tela di un pittore". Spiegate loro che non si può disegnare sui muri e presto associeranno la parola "no" a quel gesto.

- *Perché mio figlio litiga con suo fratello?*

Dividere i fratellini durante il litigio inizialmente, va bene. Non fate distinzione tra figlio buono e cattivo, perché questo li istiga ancora di più. Inoltre la sculacciata è dannosa, perché trasmette aggressività. Dategli un gioco a testa oppure date al più agitato un pupazzo come anti-stress.

- *Fa lo spaccone con gli altri, perché?*

Dietro a questo atteggiamento di solito si nasconde un bisogno d'attenzione. Empatizzate e fategli sapere che lo apprezzate.

- *E' manesco, perché?*

Vuole vedere le reazioni degli altri e verificare il suo potere. Violenza contro violenza non funziona, quindi no a sculacciate. Isolate il bambino durante la collera e fatelo sbollire, dopodiché provate a farlo ragionare e riflettere.

- *Figlio insolente. Perché?*

Crede che può dire ogni cosa gli passi per la testa. Spiegate il perché certe cose non andrebbero dette in quanto offensive, invitando il piccolo a riformulare la frase in tono più costruttivo e gentile.

- *Incapace di collaborare. Perché?*

In questa fase, sembra che il bambino voglia fare il contrario di ciò che gli viene chiesto. Responsabilizzarlo e dargli un premio ogni volta che si mostra collaborativo.

- *Piange sempre. Perché?*

Piangere disperatamente è la risposta a situazioni di disagio.

Ignorate il pianto finché non si calma. Spiegate chiaramente che i problemi si risolvono e non bisogna piangerci sopra.

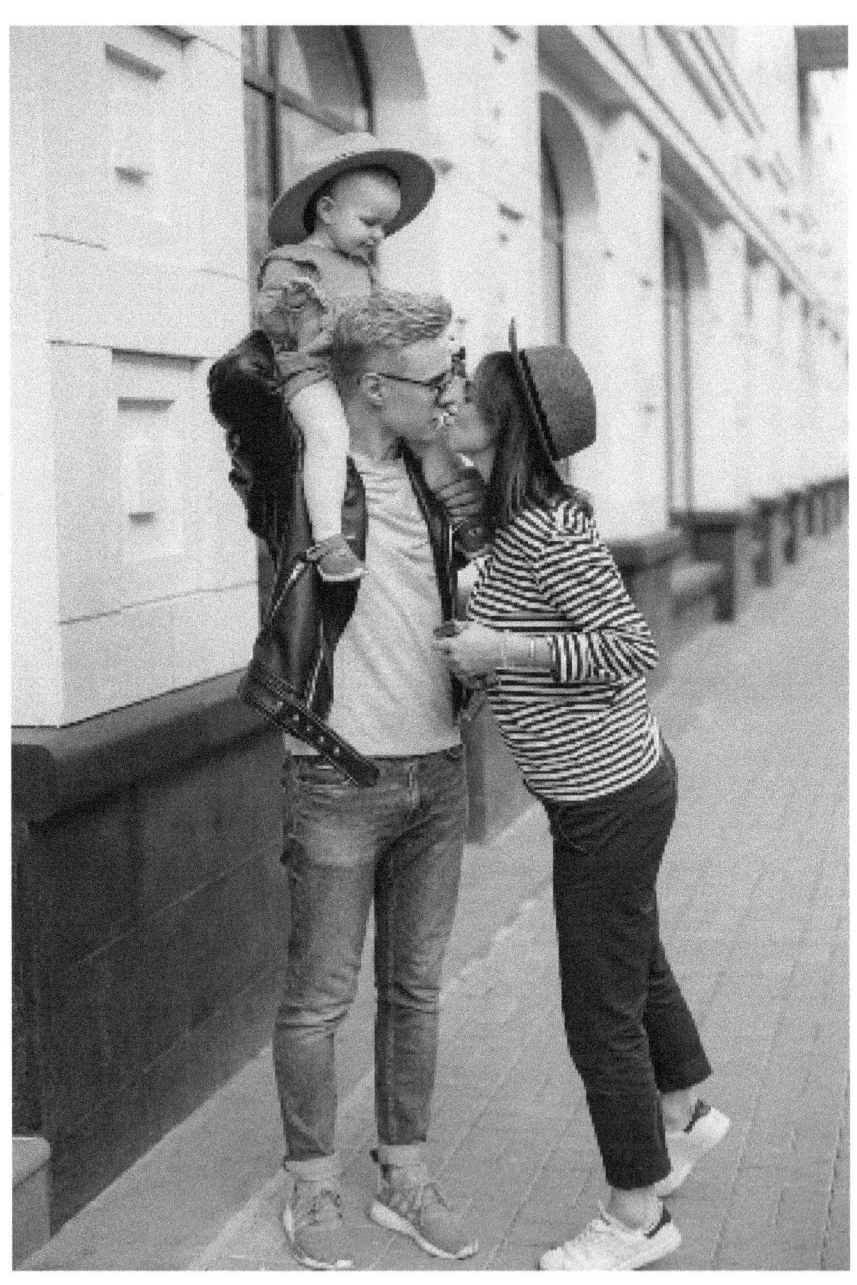

Testimonianze di successo

"Il metodo Montessori ha superato le mie aspettative. Ognuno dei miei figli è molto diverso per quanto riguarda il modo in cui apprende ed elabora le informazioni. Siamo riusciti ad adattare l'approccio ad ogni bambino e questo ha davvero garantito il loro successo. Sono grata di condividere i loro progressi." - **Simona C. (Bergamo)**

"Siamo molto grati di aver scelto una scuola materna Montessori. La capacità che ha Montessori di creare e nutrire menti curiose, è una caratteristica straordinaria. Questo è il risultato diretto della qualità e del carattere degli insegnanti." - **Anna G. (Roma)**

"Montessori è libertà e gioia: il miglior modo per lasciare spazio all'individuo di costruire il suo modo di essere. Una volta che il genitore comprende il metodo, riesce a guidare il figlio in un modo diverso. Le nostre figlie hanno sviluppato incredibile amore per l'apprendimento!" - **Samantha D. (Firenze)**

"Abbiamo scelto una formula divertente per iniziare le nostre bambine all'istruzione. La scuola Montessori è un ambiente unico, in cui i bambini hanno la possibilità di imparare al loro ritmo. Crediamo che sia un ambiente meraviglioso per loro. - **Davide M. (Campobasso)**

"Montessori offre una base solida per accogliere il rispetto globale e l'uguaglianza. L'allegria, l'atmosfera, le regole edificanti, rendono l'ambiente produttivo" - **Gennaro F. (Napoli)**

"Volevamo educare nostro figlio al rispetto, esaltando i suoi valori. Nell'ambito Montessori le sue buone qualità vengono evidenziate, crescendo e imparando in un ambiente amorevole. - **Marta B. (Ancona)**

"Maria Montessori ci ha insegnato che i piccoli durante l'infanzia vivono in un "periodo sensibile" del loro sviluppo. Comprendendo questo, i genitori e gli insegnanti accolgono i bisogni innati del bimbo. Abbiamo tratto beneficio dal metodo trasmesso con le stimolazioni educative Montessori. - **Francesco C. (Milano)**

"Con questi insegnamenti i nostri figli imparano a correggersi da soli, invece di criticarsi. L'ambiente creato secondo i principi del metodo Montessori, permettono la crescita personale." - **Carla S. (Palermo)**

"L'amorevole disciplina è utilissima in ogni ambito della nostra vita. I principi possono essere applicati in qualsiasi situazione, a casa, a scuola e con gli altri. Ci ha reso una famiglia più felice." - **Mario N. (Torino)**

"L'educazione sviluppa nei più piccoli motivazione e curiosità. Montessori ha soddisfatto pienamente le nostre aspettative!" - **Luca P. (Caltanissetta)**

"I piccoli possono scegliere le attività che preferiscono e lavorare con i propri tempi e le proprie condizioni: quindi la creatività e la fantasia vengono incoraggiate. I bambini lavorano per la gioia del lavoro, piuttosto che per il risultato finale. L'esposizione a culture diverse incoraggia inoltre i bambini ad ampliare il loro pensiero sul mondo e ad affrontare questi concetti in vari modi." - **Giulia V. (Genova)**

"L'educazione Montessori dona un ambiente unico per i bambini, che imparano con svago e senza ansia! L'ambiente multietnico è un fattore chiave unico, in questo metodo. I più piccini bambini più piccoli hanno una grande opportunità di sviluppare le loro abilità sociali, di comunicazione, leadership ed emotive lavorando con i bambini più grandi. Anche i bambini più grandi hanno beneficiato di questo approccio." - **Maria R. (Foggia)**

*"I ragazzi che studiano presso gli istituti Montessori sviluppano competenze superiori rispetto agli altri ragazzi loro coetanei.
Hanno un comportamento migliore e maggiore propensione al lavoro di squadra. Siamo genitori realmente orgogliosi."* - **Greta L. (Reggio Calabria)**

"Il sistema Montessori ha reso i nostri ragazzi fiduciosi dei loro mezzi. Ha sviluppato la loro sensibilità alle materie creative ed artistiche. Il senso di libertà li ha resi sicuri." - **Dalia N. (Trento)**

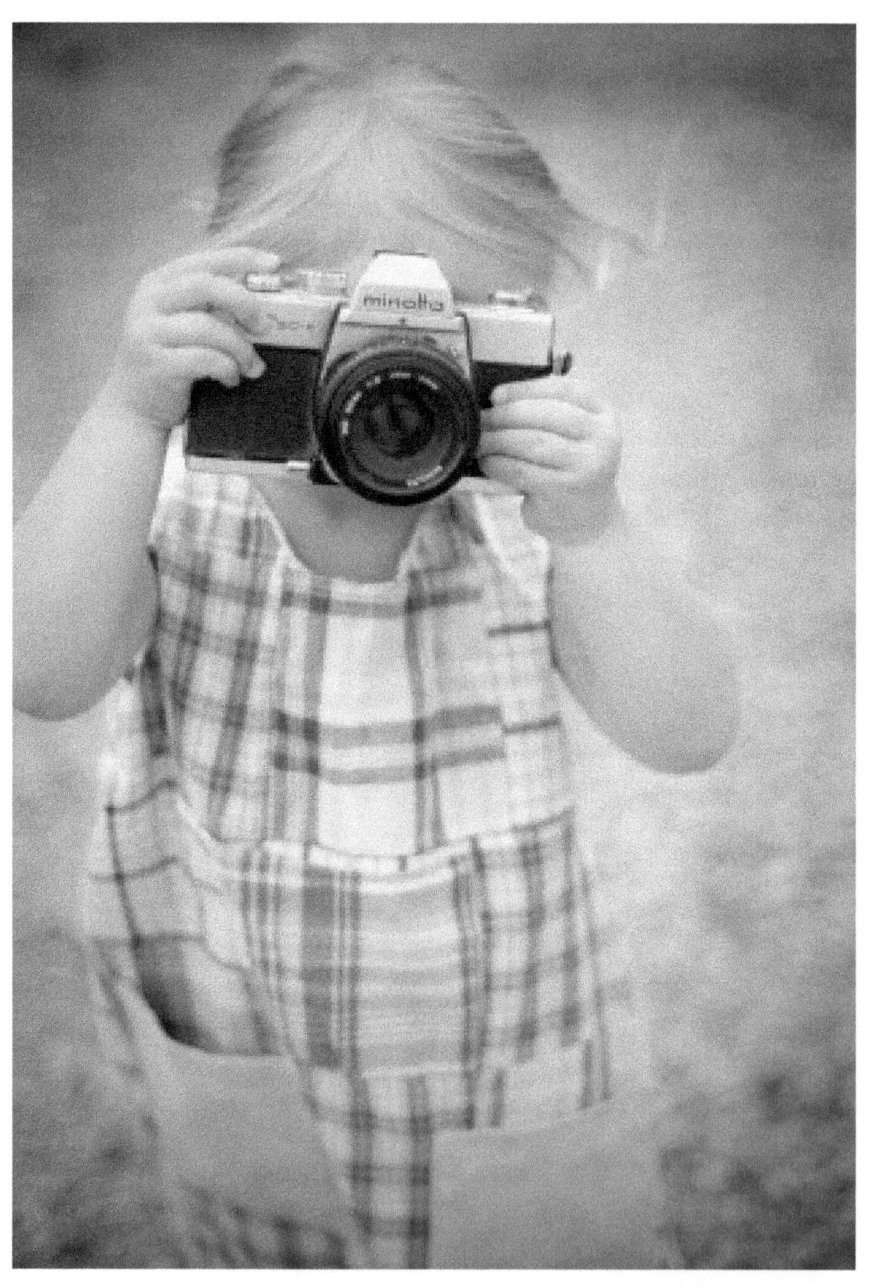

Conclusione

Nell'età compresa tra 0-3 anni si gettano le basi della personalità del piccolo umano, per questo è un periodo fondamentale. Ogni bambino ha potenzialmente le capacità di imparare da solo. Ciò che è importante, è che il bambino sia protetto e incoraggiato sin dalla nascita. Coltivando calma e leggerezza saremo ai suoi occhi degli educatori perfetti, sereni e amorevoli. Non è solo questione di applicare un metodo, ma di dare il nostro meglio in un'atmosfera di amore, libertà e rispetto reciproco.

I principi e le pratiche che hai imparato in questo libro fanno ora parte del tuo arsenale di genitore efficace e ti consentiranno di aiutare il tuo bambino ad autoeducarsi e diventare sé stesso. Se l'energia vitale dei bambini viene intralciata, rischia di deviare e creare difficoltà. Il dono più grande che possiamo fargli è aiutare senza aiutare troppo. Più dedichiamo tempo di qualità ai nostri piccoli, più rapidamente diventeranno sicuro di sé, autonomi e indipendenti.

Ricordiamo sempre che i bambini di oggi, sono l'occasione che abbiamo di migliorare la società futura, perché saranno gli adulti di domani. Dando fiducia al bambino, trasmetteremo al mondo un modo di essere speciale, una personalità unica. Il percorso di crescita del bambino continuerà sempre a sorprenderti, e con piacere ricorderete gli avvenimenti e le gioie vissute durante la crescita.

Godetevi il viaggio!

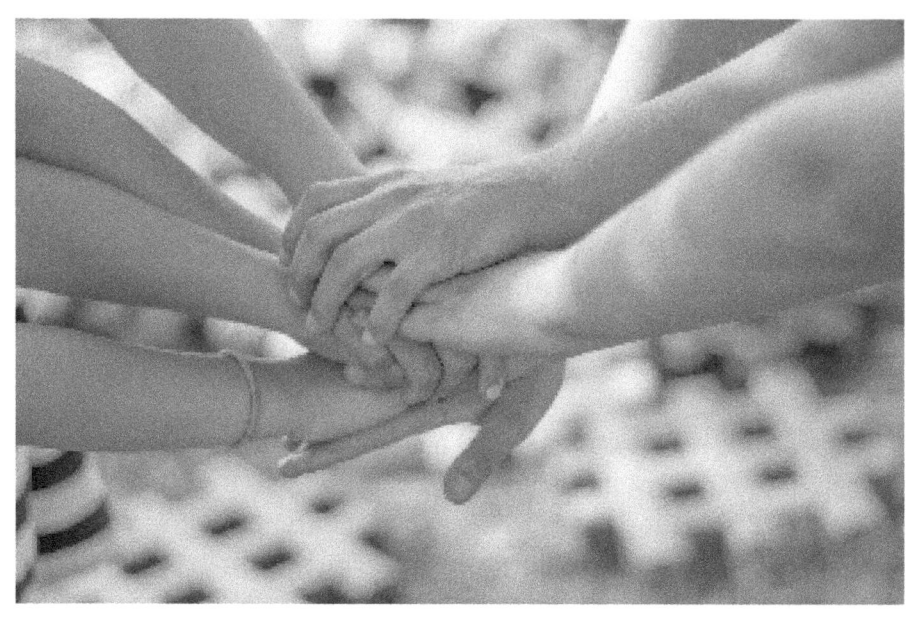

"Il bambino è insieme una speranza e
una promessa per l'umanità"

Maria Montessori

BONUS

L'arrivo di un fratellino: consigli pratici per preparare tuo figlio al meglio

Con l'arrivo di un altro bebè, si percepisce in famiglia molta gioia e aspettative. Oltre a tutte queste emozioni e cose da fare, che travolgono tutti i membri della famiglia, i genitori devono tenere a mente i sentimenti degli altri figli. Per un bambino più grande, le attenzioni che mamma e papà rivolgono al neonato, generano confusione. Il bambino "grande" è pervaso da sensazioni diverse: c'è l'emozione di diventare fratello maggiore, e al tempo stesso, la paura che vengano a mancare determinate attenzioni. Il figlio grande potrebbe sentirsi escluso o potrebbe sentire il peso delle responsabilità.

Se si ha più di un figlio, è inevitabile che ci sia una certa rivalità tra fratelli e sorelle. È molto difficile per i bambini condividere. Infatti, quando nasce un fratello minore, il bambino teme di aver perso l'amore dei genitori. Per quale altro motivo avreste dovuto prendere un bambino più nuovo, più giovane? Oltre alla rivalità tra fratelli, i bambini possono avere scontrarsi per la personalità, per la diversa età e le esigenze diverse. Infine, come altri esseri umani che vivono insieme, anche i fratelli più affettuosi hanno brutte giornate e conflitti. E i bambini non hanno la prospettiva di sapere che non è necessariamente colpa dell'altra persona, né le capacità di risolvere le differenze.

Comunque i vostri figli possono essere amici per tutta la vita, e i genitori possono prevenire e persino trasformare le tensioni tra fratelli e sorelle. In che modo?

I bambini di età diverse reagiranno in modo diverso ad un nuovo bambino. Sapere cosa aspettarsi da ogni fascia d'età renderà più facile gestire i cambiamenti nella vostra famiglia.

Bambini piccoli - Età da 1 a 2 anni
I bambini piccoli faranno fatica a capire cosa significhi l'arrivo di un altro bambino. Lasciate che vostro figlio vi senta parlare del *"nuovo bebè"* e percepisca felicità e gioia. All'inizio non capirà il motivo per cui siete gioiosi, ma questo avrà un effetto positivo a lungo termine. Tenete presente che potreste non essere sempre in grado di soddisfare le esigenze dei vostri figli, soprattutto non da soli. Se vi sentite sopraffatti, rivolgetevi al vostro partner, ad altri parenti e amici per avere un sostegno e un paio di braccia in più. Guardate i libri illustrati su un nuovo bambino. Il bambino acquisirà familiarità con parole come:
sorella, fratello, o neonato. Quando arriva il bebè, cercate di fare qualcosa di bello per vostro figlio più grande. Rassicuratelo che lo amate. Potete fargli un regalo speciale, passare del tempo da soli, o portare il piccolo in un posto speciale.

Bambini in età prescolare - dai 2 ai 4 anni
A questa età, il vostro bambino è ancora molto legato a voi e non capisce ancora come condividervi con gli altri. Il vostro bambino può anche essere molto sensibile ai cambiamenti e può sentirsi minacciato dall'idea di un nuovo membro della famiglia. Ecco alcuni suggerimenti per aiutare il bambino in età prescolare a diventare un fratello maggiore o una sorella maggiore.

Aspettate un po' prima di parlare della new entry al bambino in età prescolare. Spiegateglielo quando iniziate a comprare mobili per la cameretta o vestiti per il piccolo o se inizia a chiedere della *"pancia"* della mamma. I libri illustrati per bambini in età prescolare possono essere d'aiuto, così come specifici corsi per i bambini. Comunicate con vostro figlio prima che venga a sapere del bebè da qualcun altro. Siate onesti.

Spiegategli che il bambino sarà carino e coccoloso, ma piangerà e vi ruberà molto tempo e attenzione. Inoltre, fate in modo che il vostro bambino più grande sappia che potrebbe passare un po' di tempo prima di poter giocare con il cucciolo. Rassicurate il vostro bambino che dopo la nascita lo amerete tanto quanto lo amerete ora. Coinvolgete il vostro bambino nella pianificazione del nascituro, lo renderà meno geloso. Lasciate che acquisti con voi gli articoli per il fratellino o la sorellina. Comprate al vostro bambino un bambolotto, in modo che possa prendersi cura del *"suo"* bambino, prendendo dimestichezza.

Il tempo cambia radicalmente la routine del vostro bambino. Se potete, finite l'addestramento alla toilette o passate dalla culla al letto prima dell'arrivo del nuovo bebè. Se ciò non è possibile, rimandate a dopo la nascita del nuovo arrivato. Contrariamente vostro figlio potrebbe essere sopraffatto dall'apprendere nuove cose, oltre a tutti i cambiamenti causati dal nuovo bambino.

Aspettatevi che vostro figlio regredisca un pochino. Ad esempio, vostro figlio grande potrebbe avere degli improvvisi *"incidenti"* alla toilette, oppure potrebbe voler prendere il biberon. Lo farà per ricevere il vostro amore e le attenzioni. Lasciate che abbia l'attenzione di cui ha bisogno. Lodatelo quando si comporta da adulto.

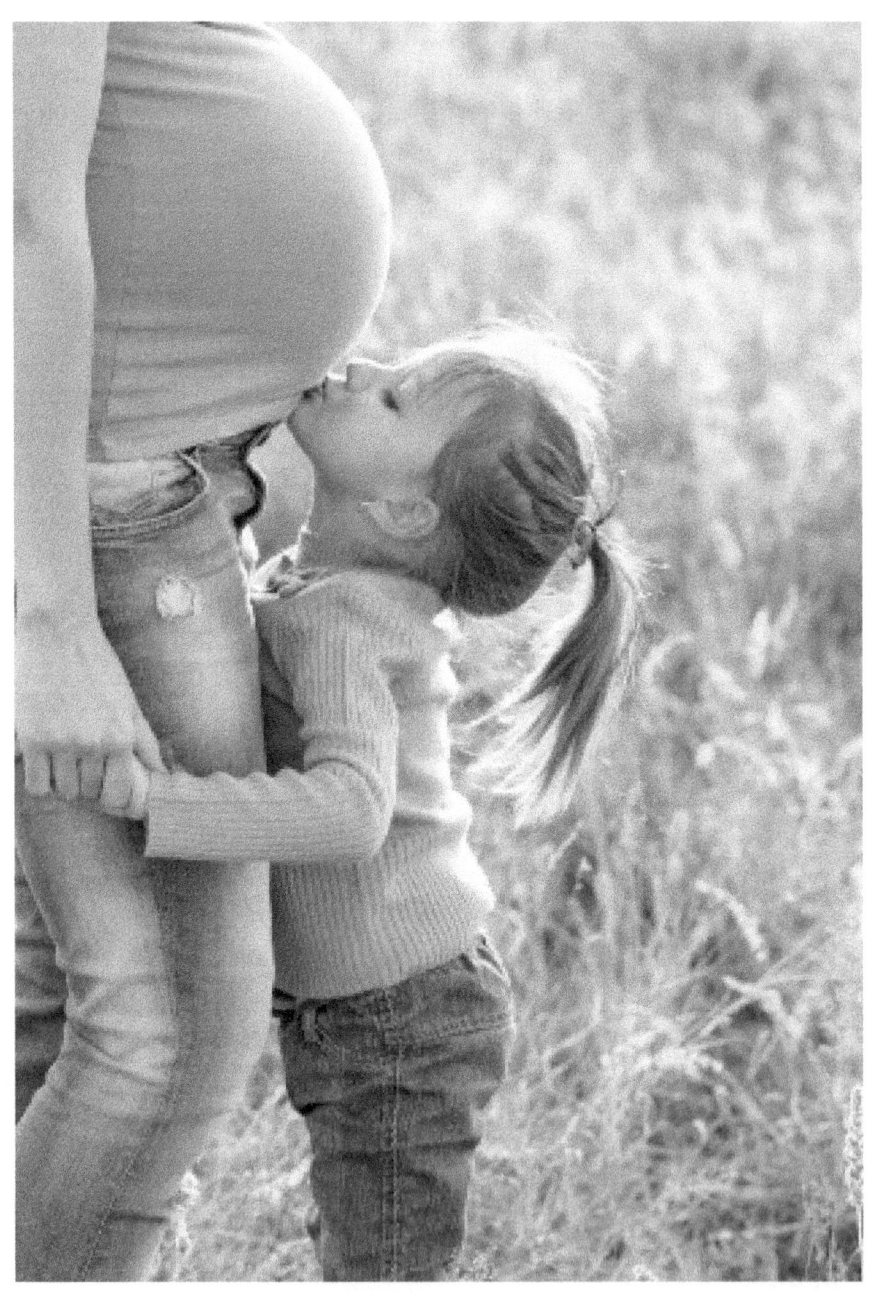

Preparate vostro figlio per quando sarete in ospedale, perchè potrebbe essere confuso. Spiegategli che tornerete con il nuovo bambino dopo qualche giorno. Riservate del tempo speciale per il vostro bambino più grande. Leggete, giocate, ascoltate musica o semplicemente parlate insieme. Dimostrategli che gli volete bene e che volete fare delle cose con lui. Inoltre, fatelo sentire parte delle cose facendogli fare le coccole accanto a voi quando lo allattate.

Chiedete alla famiglia e agli amici di passare un po' di tempo con il vostro bambino più grande quando vengono a vedere il nuovo bambino. Questo lo farà sentire speciale e non lo farà sentire escluso da tutte le emozioni. Potrebbero anche fargli un piccolo regalo quando offrono regali al piccolo. Fate in modo che il più grande passi del tempo con il papà. Un neonato rappresenta una grande opportunità per i padri di passare del tempo da soli con i bambini più grandi.

Bambini in età scolare - dai 5 anni in su
I bambini di età superiore ai cinque anni di solito non si sentono minacciati da un neonato. Tuttavia, possono risentire delle cure che il piccolo riceve. Dite a vostro figlio cosa succede, così da essere comprensibili. Spiegate cosa significa avere un bebè in casa e quali cambiamenti possono influire su di lui. Chiedete a vostro figlio più grande di aiutarvi a preparare le cose per il bebè in arrivo: sistemando la stanza del o comprando i pannolini.
Quando portate a casa il fratellino o la sorellina, fate sentire al vostro bambino più grande che ha un ruolo da svolgere nella cura del bambino. Ditegli che può tenere in braccio il bambino, anche se prima deve chiederlo a voi. Lodatelo quando è gentile e affettuoso con il bambino.

Istituite le regole di famiglia secondo cui quando giocate a casa, ogni bambino può usare il giocattolo che ha per tutto il tempo che vuole. Se prima vuole condividerlo con il fratello, è una sua scelta, ma è lui a decidere quando ha finito con il giocattolo. Se lo mette giù, l'altro bambino deve chiedere prima di usarlo.
Non paragonate mai i vostri bambini gli uni agli altri o a qualsiasi altro bambino. Forse pensate di motivare vostro figlio, ma quello che sente è che suo fratello è migliore e che voi la amate di più. Anche i paragoni positivi si ritorcono contro.

Creare un'atmosfera di gentilezza e di apprezzamento in casa
Date ai vostri figli l'opportunità di essere gentili l'uno con l'altro e di apprezzarsi a vicenda, facendone una parte normale della vita familiare. Tenete ad esempio un diario della gentilezza in cui scrivete esempi di atti di gentilezza che notate tra i vostri figli o che vi riferiscono. Leggete estratti ai vostri figli la domenica sera, in modo che possano crogiolarsi nel loro sentirsi bene, sia come chi dà che come chi riceve, e che abbiano la possibilità di vedersi l'un l'altro come fonte di amore e di gentilezza.

Aiutateli a essere una squadra
Cercate di far diventare i vostri figli soci nell'evitare i litigi tra di loro, creando un "barattolo di cooperazione" e mettendoci una moneta ogni volta che osservate i bambini essere gentili l'uno con l'altro, anche se giocano senza litigare. Se si esprimono in modo appropriato e rispettoso, guadagnano monete. I bambini decideranno (insieme) come spendere i soldi.

Assicuratevi che i figli abbiano abbastanza spazio personale
I fratelli devono condividere i genitori, i giocattoli, il tempo della famiglia: e questo è già molto. Condividere la stanza può favorire la vicinanza tra fratelli, ma può anche risultare una condivisione eccessiva, soprattutto per i bambini che hanno temperamenti molto diversi. La condivisione della stanza è più facile quando i bambini hanno uno spazio privato, come un armadio per tenere le cose speciali lontano da un fratello, o un letto "a tenda", in modo che il bambino possa stare da solo quando vuole. Alcuni bambini vanno persino più d'accordo se i genitori dipingono una linea al centro del pavimento e sistemano i mobili per definire due spazi separati.

Amare ciascuno di loro
Se vostro figlio sente di essere amato incondizionatamente, non sarà geloso del fratellino. Il vostro primo obiettivo è rafforzare e addolcire il rapporto con ogni figlio.

Tante risate e l'empatia aiuteranno i vostri bambini ad esprimere le loro emozioni. Amate la guida invece della punizione. I bimbi cresciuti seguendo questi consigli, sono più felici e sani. Sono più socievoli ed in armonia con i loro coetanei e i loro fratelli.

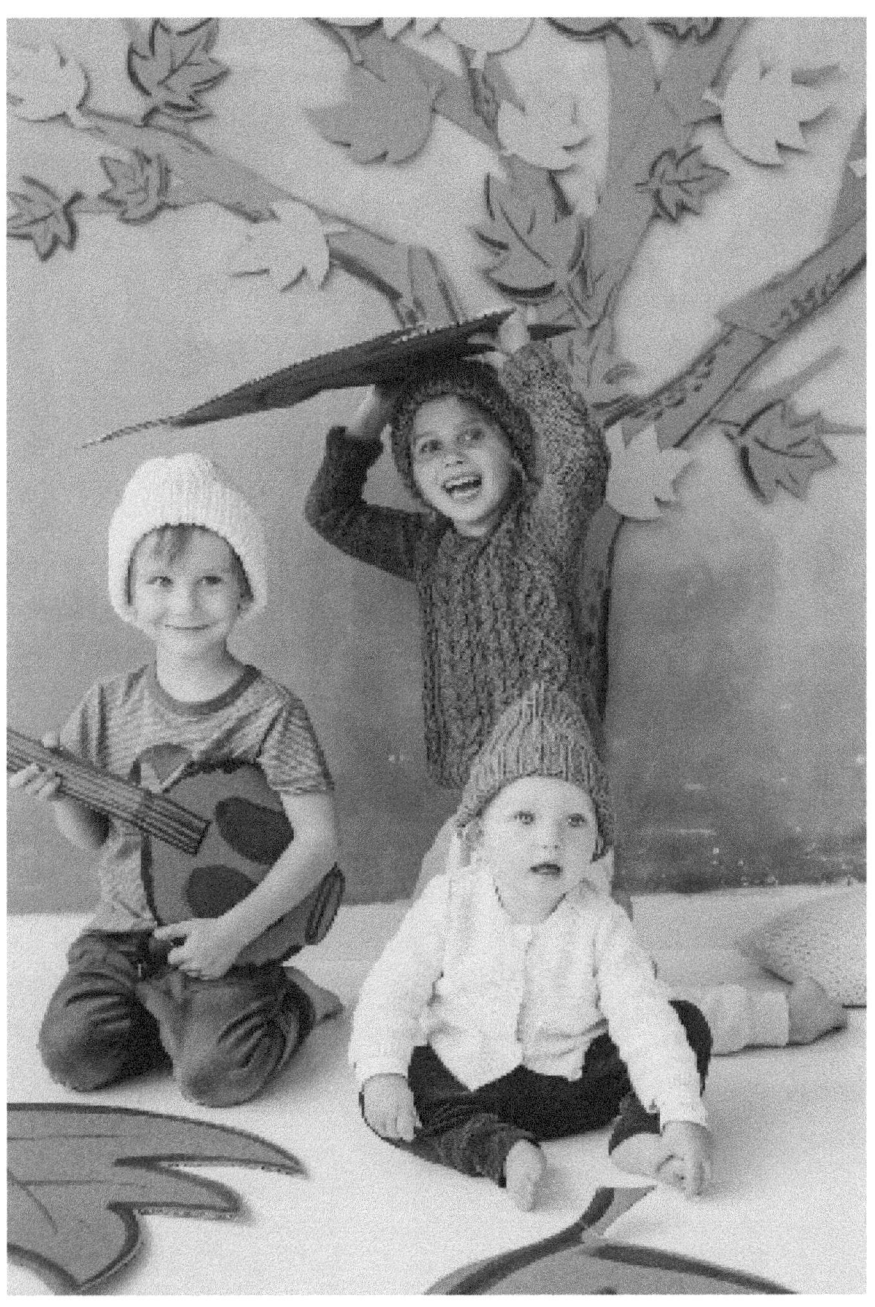

Lightning Source UK Ltd.
Milton Keynes UK
UKHW040628250521
384341UK00001B/106